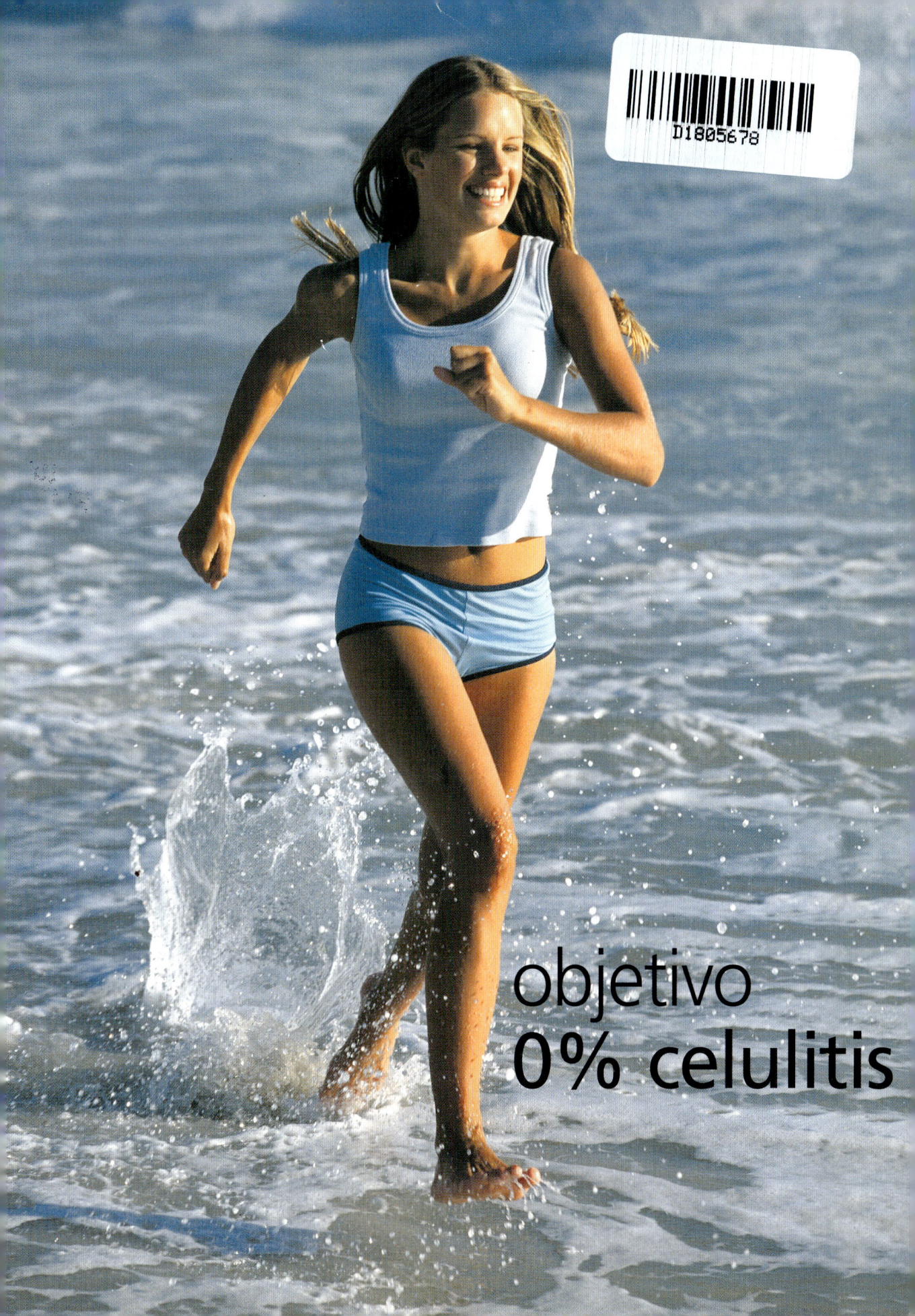

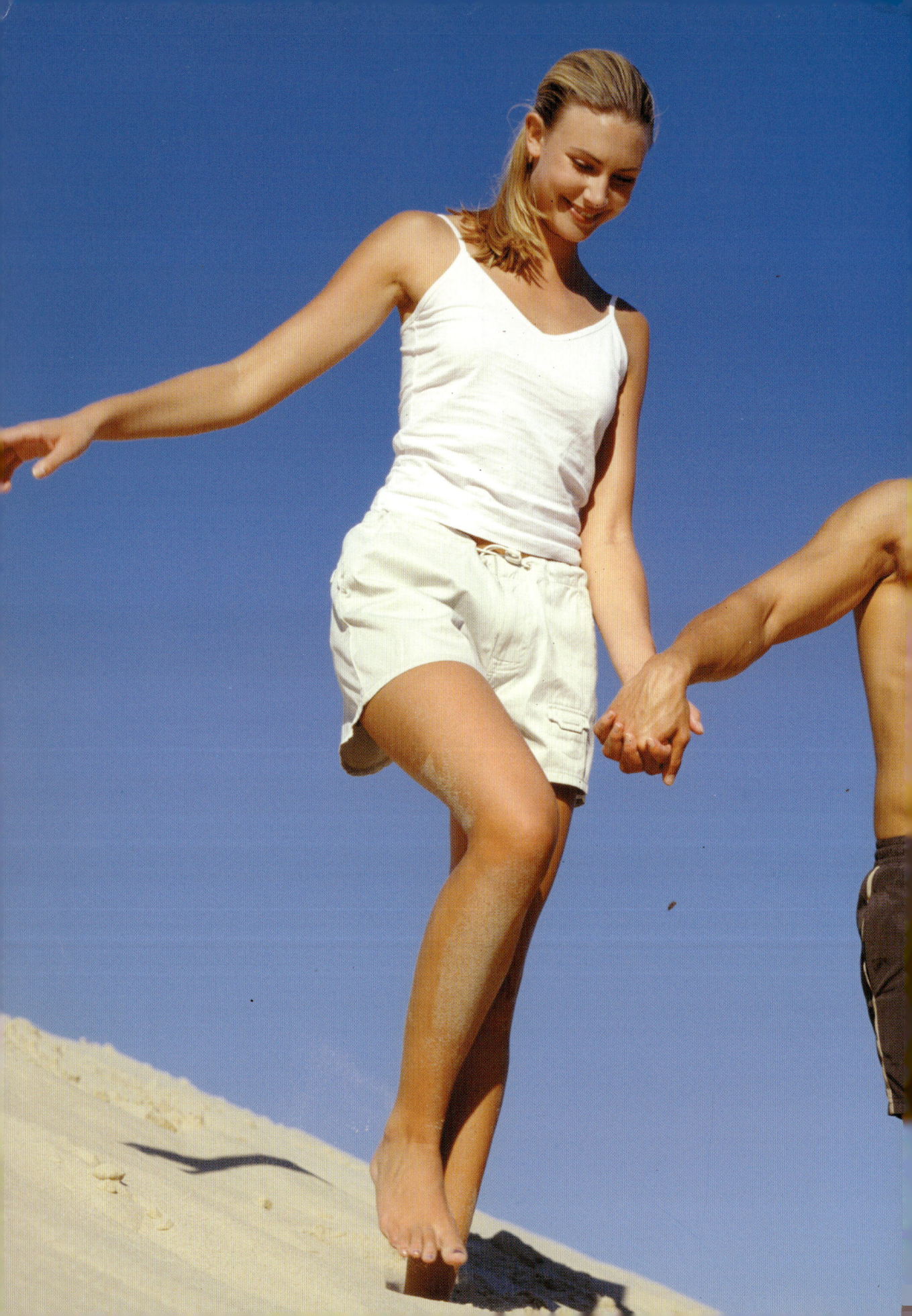

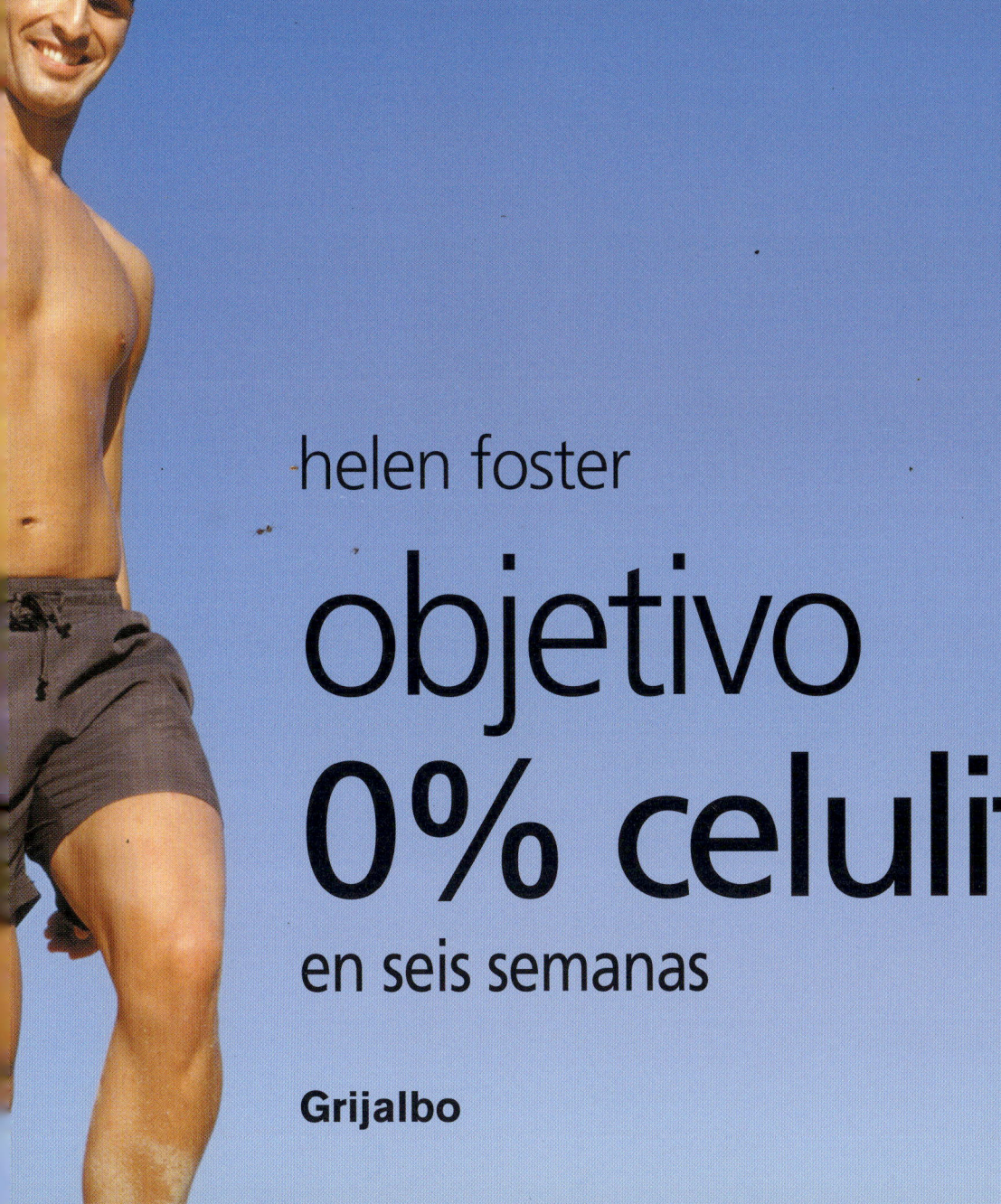

helen foster

objetivo 0% celulitis

en seis semanas

Grijalbo

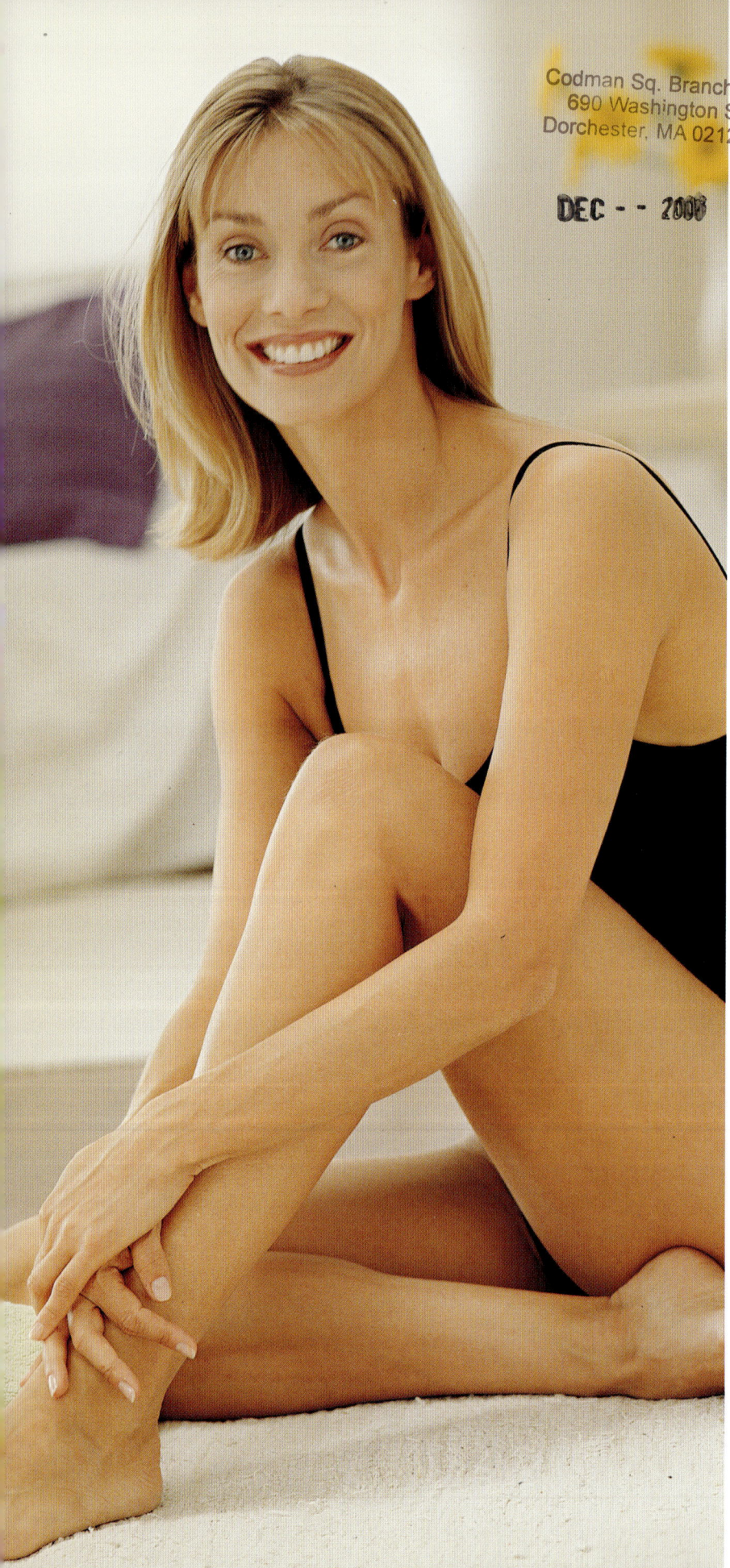

Título original:
Cellulite Solutions

© 2004, Octopus Publishing
© 2005, Grupo Editorial
Random House Mondadori, S.L.,
por esta edición
Travessera de Gràcia, 47-49.
08021 Barcelona
© 2004, Isabel Merino, por la traducción

Segunda edición: julio de 2005

Todos los derechos reservados. Quedan rigurosamente prohibidas, sin la autorización escrita de los titulares del *copyright*, bajo las sanciones establecidas en las leyes, la reproducción total o parcial de esta obra por cualquier medio o procedimiento, comprendidos la reprografía y el tratamiento informático, y la distribución de ejemplares de ella mediante alquiler o préstamo públicos.

Coordinación editorial:
Bettina Meyer
Fotocomposición:
Víctor Igual, S.L.

ISBN: 84-253-3921-9

Impreso en China

GR 39219

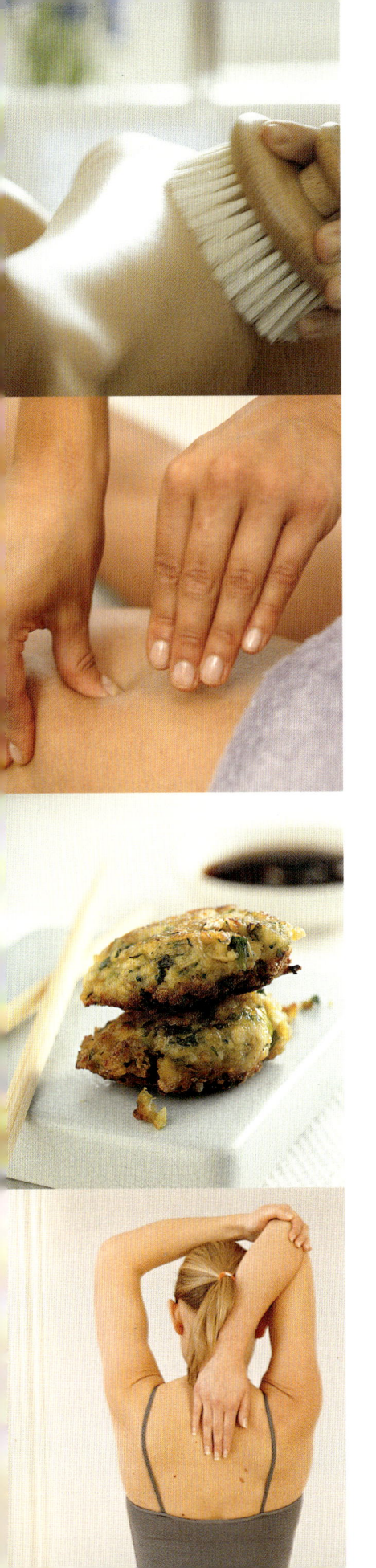

índice

introducción: 7
sobre este libro y cómo usarlo

¿qué es la celulitis?   8
causas de la aparición   14
funcionamiento del plan   18

objetivo 1: la dieta   23
   alimentos que ayudan a combatir la celulitis.
   Plan de comidas para seis semanas

objetivo 2: ejercicio físico   60
   quemar grasas, tonificar los músculos y mejorar la circulación

objetivo 3: fisioterapia   84
   un sencillo masaje en casa para estimular la linfa

objetivo 4: aromaterapia   92
   los diez primeros aceites anticelulitis

objetivo 5: complementos nutricionales   98
   los siete supercombatientes

objetivo 6: belleza y estética   104
   cremas y tratamientos de salón de belleza contra la celulitis

objetivo 7: el papel de la mente   112
   los pensamientos positivos para una mejor imagen física

vivir sin celulitis   118
   mantener los buenos resultados después del plan de seis semanas

índice   126

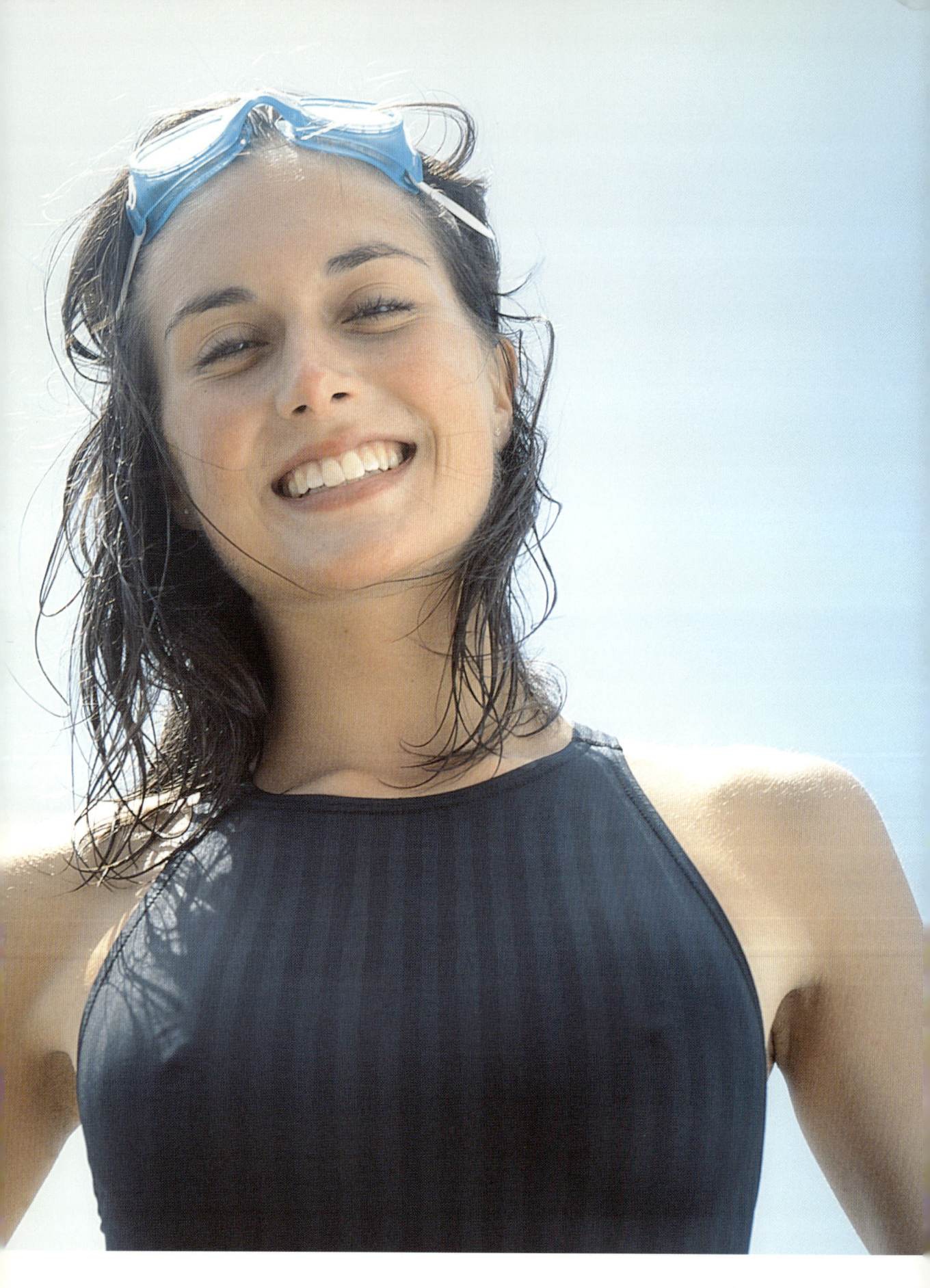

introducción

Los expertos en cosmética han calculado que en el mundo occidental el 90 por ciento de las mujeres tienen algún tipo de celulitis. Pueden ser altas, bajas, delgadas o gruesas. Ni siquiera las supermodelos y actrices que cobran millones para mantenerse en forma consiguen escapar de ella.

Probablemente no recuerde con exactitud cuándo la detectó por primera vez. Quizás estaba de pie frente al espejo cuando, desde detrás, la luz hizo resaltar unas sombras grises y una piel que no era lisa. O puede que la observara cuando cruzó las piernas y, de repente, al apretar la piel, aparecieran unos bultitos grises, unas protuberancias blancas. Cuando la vio por primera vez seguramente pensó: «¿Cómo me la quito?» Una vez que aparece, casi todas las mujeres quieren librarse de ella.

Afortunadamente hoy puede lograrse, por fin la ciencia se ha dado por enterada. Cuando empecé a escribir sobre la salud y la forma física, allá por los años ochenta, los médicos negaban la existencia de este problema. Ahora médicos, cirujanos y científicos saben que existe, y están estudiando exactamente qué es y cómo luchar contra ella.

El resultado es que nunca antes se había hecho acopio de tanta información sobre la celulitis. En lugar de limitarse a decir que es algo que las mujeres tienen que soportar, ahora los científicos la ponen bajo el microscopio y averiguan por qué esa grasa granulosa y rugosa es diferente de la grasa de otras partes del cuerpo. Cuanto más saben, mejor pueden idear medios de combatirla. Planteamientos nutricionales, complementos, cremas y terapias alternativas están siendo investigados mientras las empresas de tratamientos de belleza y la profesión médica se lanzan a la carrera para ser los primeros en descubrir lo que eliminará esos bultitos para siempre.

Por desgracia, no voy a ser yo la persona que revele la cura milagrosa; hasta ahora todavía nadie la ha descubierto. No obstante, puedo describir toda una serie de cosas que, cuando se reúnen en un sencillo sistema, pueden ayudar a luchar contra la celulitis. Este libro combina las terapias tradicionales con las pruebas de las últimas investigaciones, y revela medios nuevos y apasionantes para combatirla. Le enseñaremos lo último en los planes de lucha contra la celulitis que reducirá —o incluso eliminará— su celulitis en solo seis semanas.

Pero no es ese el único beneficio que extraerá de este programa. Dado que ayuda a combatir el aumento de peso y la retención de líquidos, cuando lo haya seguido, todo su cuerpo, y no solo las caderas y los muslos, estará más firme y esbelto. Como el plan se basa en el consumo de alimentos con un alto nivel nutritivo, nunca se habrá sentido ni habrá tenido un aspecto más sano; su energía aumentará, su pelo y su piel conseguirán, probablemente, una inyección de belleza y puede que incluso descubra que cae menos veces enferma. Siguiendo los ejercicios, aumentará su fuerza y resistencia y reducirá el riesgo de problemas, como enfermedades cardíacas y cáncer.

Por último, aplicando toda una serie de técnicas para luchar contra los radicales libres que causan el envejecimiento (y favorecen la celulitis), ayudará a su cuerpo a que se sienta mejor y tenga un aspecto más joven. Es más, las técnicas que va a usar durante las próximas seis semanas no solo transformarán su forma de ver la celulitis, sino todo su cuerpo. Piense en ellas como una puesta a punto completa. Pero antes de empezar esa revisión general, es importante volver a lo básico y centrarnos en qué es, exactamente, la celulitis.

¿qué es la celulitis?

La celulitis suele definirse como una piel granulosa que aparece, por lo general, en caderas y muslos. Al principio solo se ve cuando se presiona la piel (por ejemplo, al cruzar las piernas), pero conforme aumenta, es visible de forma permanente y crea pequeños bultos y agujeritos en la epidermis.

La celulitis puede producir una impresión extraña al tacto. Algunas mujeres dicen que es dura, fría y bastante dolorosa cuando se presiona o masajea. Otras dicen que es esponjosa y pastosa. Muchas mujeres tienen zonas con los dos tipos de celulitis. No obstante, el aspecto no lo es todo y lo que determina, realmente, su naturaleza no es lo que se ve en la superficie, sino lo que sucede debajo. Hasta hace poco, nadie sabía realmente qué era la celulitis.

Pese al hecho de que, desde hace 150 años, en la literatura científica ha habido referencias a esta extraña grasa granulosa que afecta a las caderas y los muslos de las mujeres, no fue hasta alrededor de 1998 cuando se estudió adecuadamente. La teoría más popular era que la causaban las toxinas del alcohol, la cafeína, la nicotina y la carne roja que el cuerpo no conseguía procesar y que eran empujadas a los almacenes de grasa. A medida que estos acúmulos de grasa se llenaban, las toxinas empezaban a sobresalir de la piel, creando pequeños bultos y agujeros, la llamada piel de naranja.

Hay una base científica para esta teoría, ya que es verdad que el cuerpo empuja las toxinas que no puede drenar a los almacenes de grasa. No obstante, no son las pequeñas toxinas como la cafeína o la carne roja las que procesa de esta manera; son las grandes toxinas, como los metales pesados que se encuentran en el aire contaminado o los pesticidas presentes en los alimentos.

Por esa razón, los profesionales de la medicina no creían la teoría de las toxinas; bien mirado, si la cafeína, el alcohol y el tabaco eran la causa de la celulitis, ¿por qué no la padecían más los hombres? No hay duda de que ellos toman café, fuman y beben alcohol igual que las mujeres.

La respuesta fue revelada en junio de 1998. Un equipo de la Universidad Rockefeller, de Nueva York, estudió la celulitis, detalladamente, por vez primera y lo que descubrieron lo cambió todo. Cuando analizaron muestras de tejido afectado por la celulitis, no encontraron rastros de cafeína, carne roja o nicotina. Tampoco descubrieron rastros anormalmente altos de metales pesados o pesticidas. En cambio, encontraron grasa normal, la misma que aparece en el vientre o en otras partes de las caderas y los muslos. No obstante, lo que diferenciaba esta grasa era que se mantenía acumulada dentro de la piel.

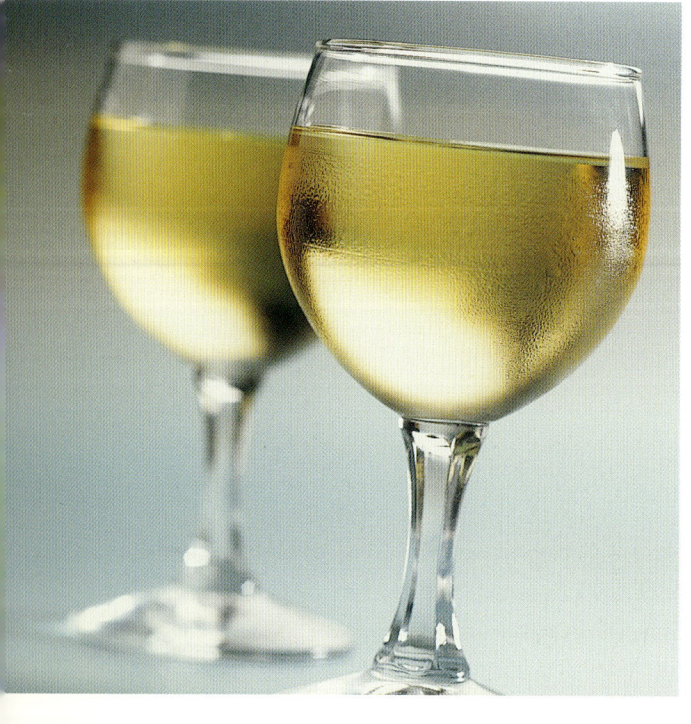

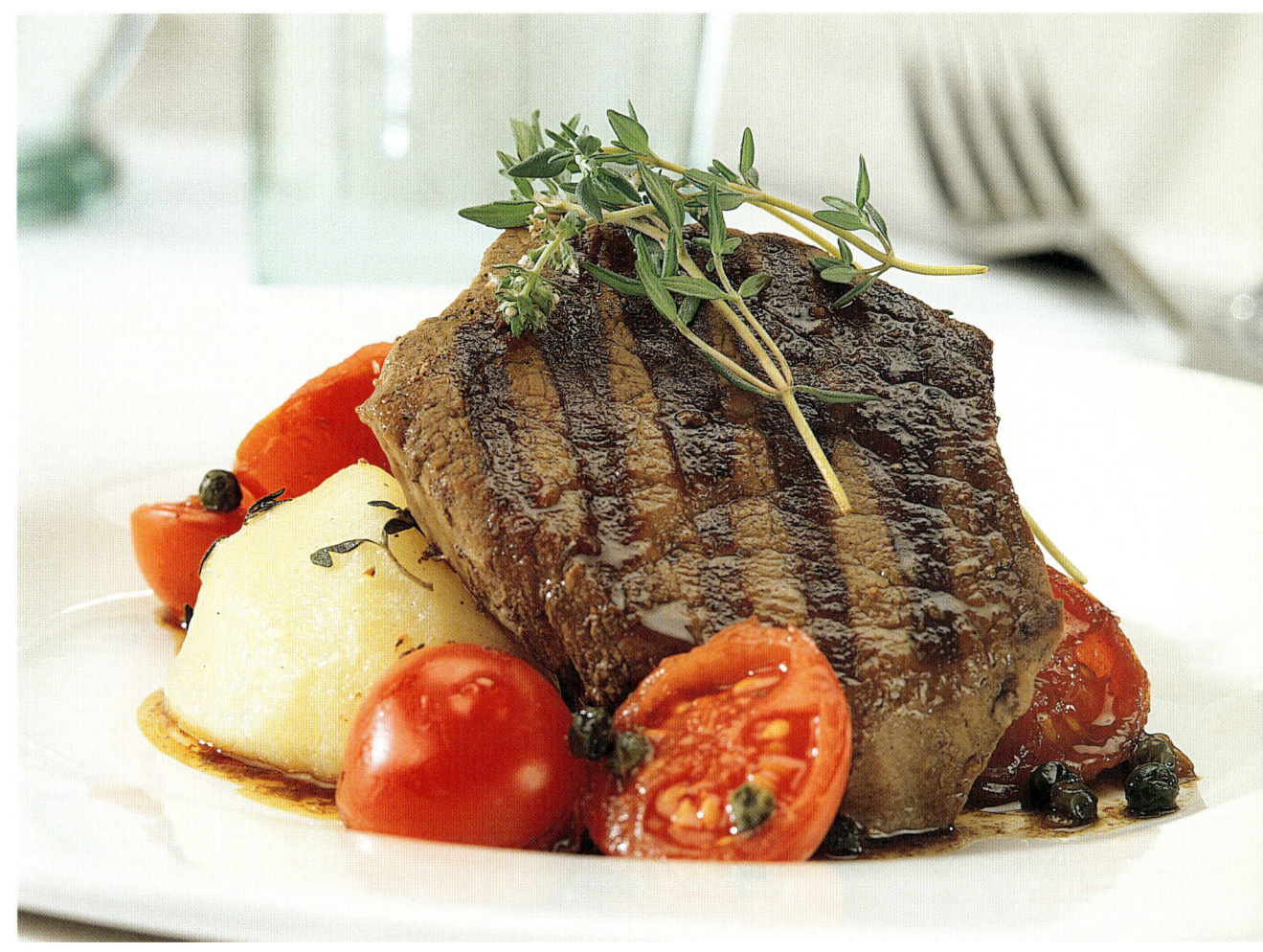

EL PROBLEMA DE LA PIEL

En todo el cuerpo tenemos una capa de grasa bajo la piel, tejido subcutáneo. Es lo que nos permite conservar el calor, nos sirve de almohadilla cuando nos sentamos y protege nuestros huesos. A través de esta capa de grasa pasan fibras de colágeno (llamadas septa) que acumulan la grasa en bolsas. Esta septa está sujeta a la parte interna de la piel y a la parte externa del músculo que hay por debajo y encierra la grasa, inmovilizándola.

En los hombres, estas fibras corren en diagonal a la piel, presionando la grasa hacia abajo y manteniéndola lisa. En las mujeres, las fibras van de arriba abajo y de abajo arriba creando unas cajas largas y estrechas, sin nada que las presione hacia abajo. Si las células grasas dentro de esas «cajas» aumentan y se multiplican (cuando aumentamos de peso), el exceso de volumen sobresale por la parte superior de la «caja», con un aspecto como de bóveda.

¿la celulitis es hereditaria?

Puede que lo sea. No hay duda de que, en lo relativo al envejecimiento facial, lo que le sucede a nuestra madre, nos sucederá también a nosotras y ese envejecimiento está controlado, principalmente, por la fuerza del colágeno y la elastina. Si son débiles en la cara, también puede que lo sean en otras partes del cuerpo. Además, también es posible que haya un vínculo genético en el aumento de peso, que puede hacer que, a algunas personas, les resulte más fácil engordar; y cuanta más grasa hay, más probable es que aparezca la celulitis.

Lo que esto no explicaba era por qué afectaba también a las mujeres delgadas; después de todo, ellas no tenían grasa que sobresaliera. Investigaciones adicionales descubrieron otras dos diferencias en las zonas con celulitis. La primera es que la septa de esas zonas difiere en estructura de la grasa normal. En lugar de ser delgadas tiras de colágeno, son más gruesas y presionan de lado sobre la grasa, estrujándola hacia arriba y aumentando la hinchazón y el efecto de piel de naranja, incluso donde las acumulaciones de grasa son limitadas.

Un equipo de investigadores de la Universidad de Florencia, en Italia, encontró la segunda diferencia. Descubrieron que la celulitis contiene unos niveles más altos de lo normal de unas células captadoras de líquidos, llamadas proteoglicanos. Esto significa que es más probable que cualquier líquido que entre en una zona con celulitis quede retenido allí, provocando también abultamientos en la piel.

Así pues, la siguiente pregunta es: ¿Qué convierte unas zonas llenas de grasa normal en espacios con celulitis? Cada vez parece más probable que entren en juego dos factores: el ataque de los radicales libres y la mala circulación.

LOS RADICALES LIBRES

Los radicales libres son compuestos que se crean en nuestro cuerpo cuando estamos expuestos a las toxinas producidas por el tabaco, el alcohol, la contaminación ambiental, los pesticidas e, incluso, algunos ingredientes, relativamente inocuos, de los alimentos, tales como las grasas y los azúcares. El problema de los radicales libres es que les falta un electrón y para estar completos tienen que robarlo a una célula de alguna parte del cuerpo. Al hacerlo, empiezan a atacar y degradar esa célula.

Aunque los daños causados por los radicales libres pueden producirse en cualquier célula del cuerpo, esos compuestos parecen tener una afinidad particular con las células de colágeno y elastina que forman las capas superiores de la piel y esto puede tener una serie de efectos en la celulitis. Cuando el colágeno y la elastina se degradan, la piel se adelgaza. Esto reduce la capa que cubre el tejido subcutáneo, haciendo que cualquier «caja» de grasa excesivamente llena sea mucho más visible.

Además, como la septa están hecha de colágeno, los radicales libres la atacan directamente. Ese ataque tiene como resultado que se endurezcan y pierdan elasticidad, provocando su acortamiento y haciendo que tiren de la piel hacia abajo. Para empeorar las cosas, cuando el cuerpo trata de reparar el daño, entra en juego el segundo elemento que puede desencadenar la celulitis.

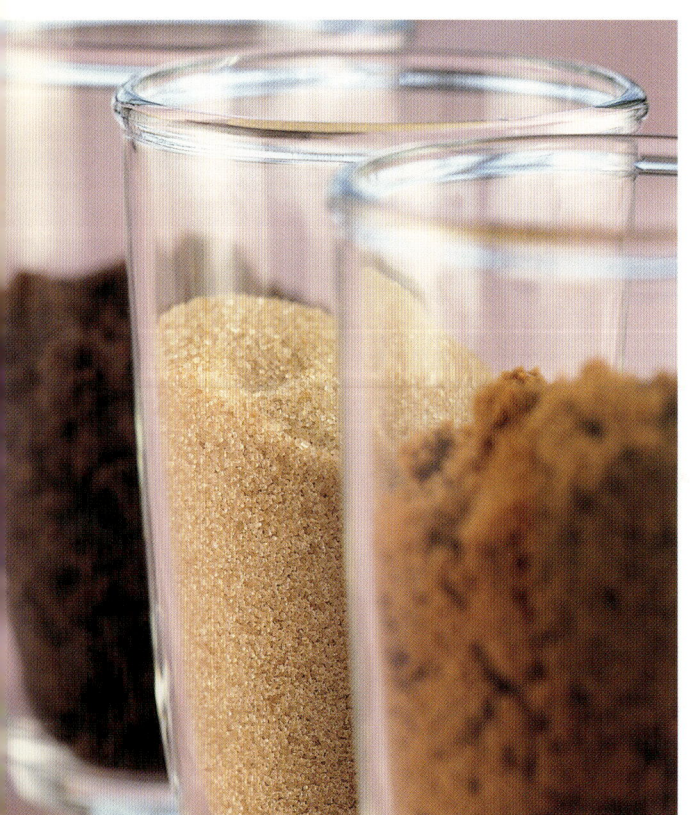

¿la celulitis es perniciosa?

La celulitis no es una enfermedad ni se ha asociado a ninguna dolencia médica. Aparte de hacer que, quizá, nos sintamos poco atractivas, la celulitis en sí misma no tendrá ningún efecto perjudicial en la salud. No obstante, puede ser una señal de que su estilo de vida no es tan sano como debería y esto sí puede afectar a su salud en general.

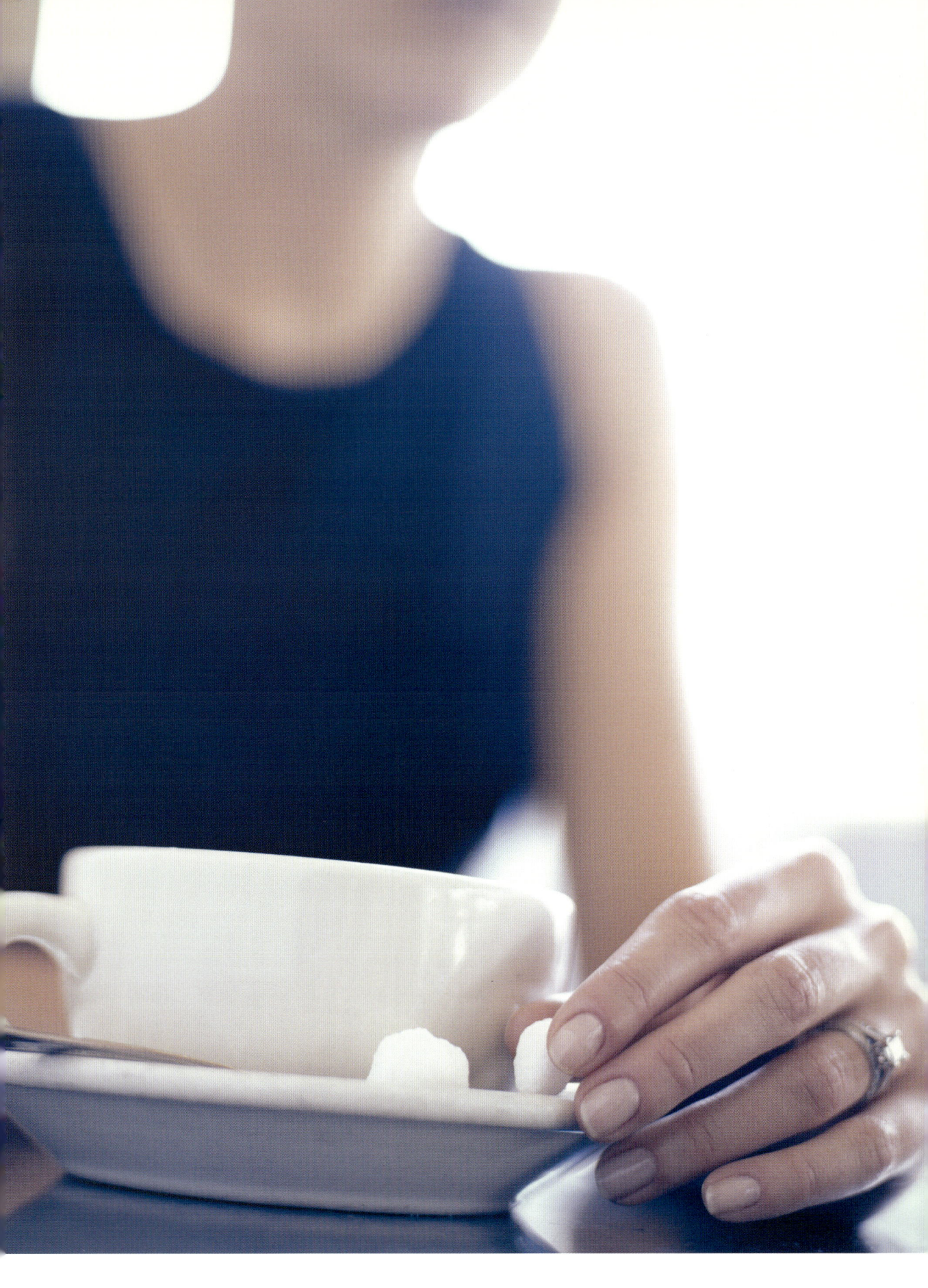

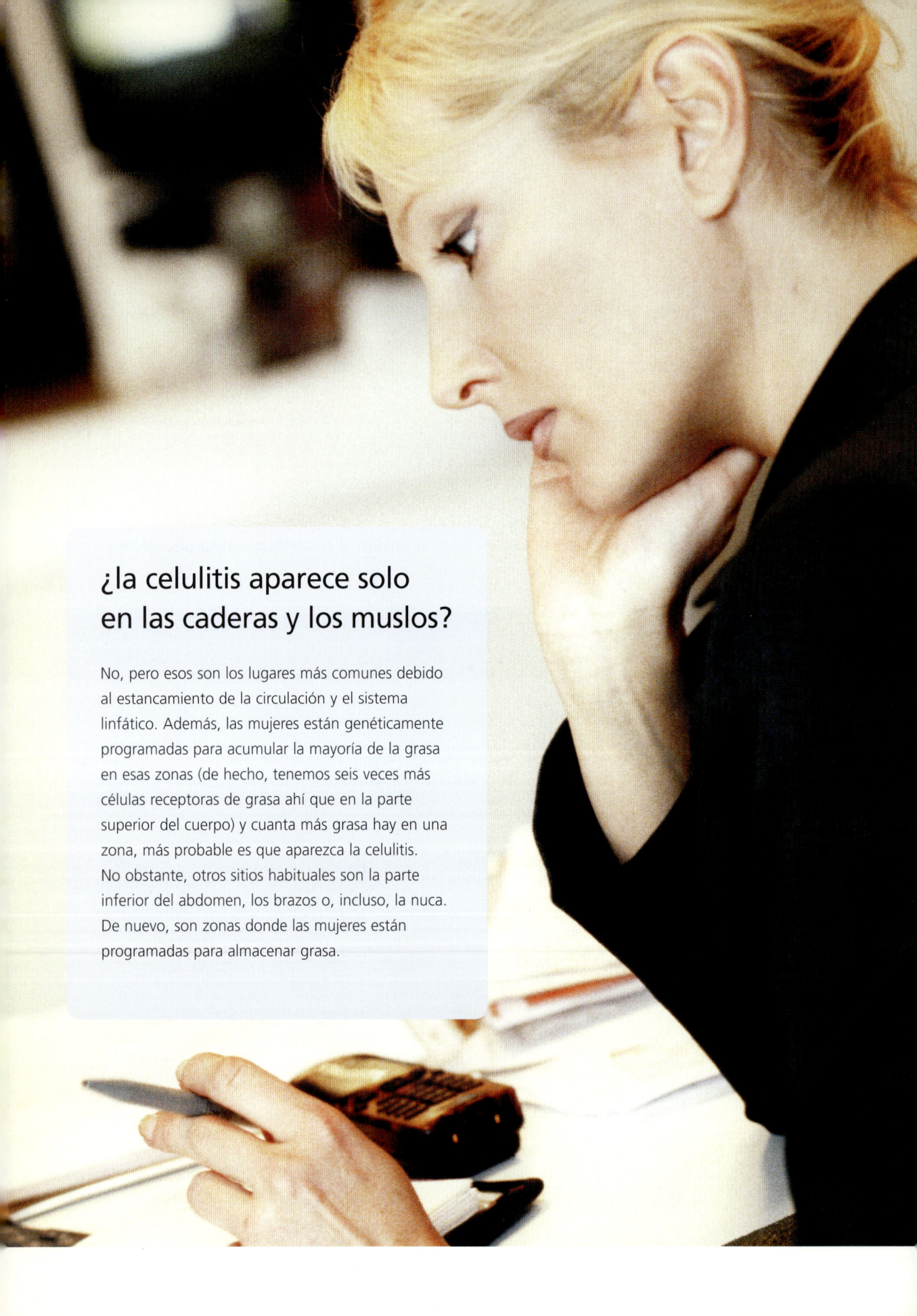

¿la celulitis aparece solo en las caderas y los muslos?

No, pero esos son los lugares más comunes debido al estancamiento de la circulación y el sistema linfático. Además, las mujeres están genéticamente programadas para acumular la mayoría de la grasa en esas zonas (de hecho, tenemos seis veces más células receptoras de grasa ahí que en la parte superior del cuerpo) y cuanta más grasa hay en una zona, más probable es que aparezca la celulitis. No obstante, otros sitios habituales son la parte inferior del abdomen, los brazos o, incluso, la nuca. De nuevo, son zonas donde las mujeres están programadas para almacenar grasa.

MALA CIRCULACIÓN

El segundo detonador es una circulación lenta y un sistema linfático que no funciona bien. Según las investigaciones llevadas a cabo por el doctor Sergio Curri, en el Centro de Biología Molecular de Milán, y de otro estudio posterior realizado por la Universidad de Bruselas, las zonas de celulitis padecen de ambos factores. La tarea del sistema circulatorio en el cuerpo es transportar oxígeno y nutrientes a todas las células, mientras que la del sistema linfático es drenar los subproductos tóxicos.

Con frecuencia, ambos sistemas se estancan en las caderas y los muslos. En estas zonas, tienen que fluir hacia arriba; una dura labor en el mejor de los casos. A esto se añade el hecho de que muchas de nosotras tenemos trabajos sedentarios, lo cual significa que las caderas y los muslos están oprimidos en sillas todo el día y en el sofá después del trabajo. Es fácil comprender que los sistemas circulatorio y linfático tienen un arduo trabajo.

Todo esto puede agravar el problema de la celulitis. Cuando están privadas de oxígeno (como sucede cuando la circulación es lenta), las células de la piel llamadas fibroblastos (normalmente encargadas de crear tejido sano), empiezan a aglutinarse. Cuando se les pide que reparen el colágeno dañado de la septa, en lugar de crear fibras delgadas y sanas, crean fibras gruesas y correosas.

Si la circulación linfática es mala, el líquido linfático también se solidifica y crea sus propias fibras engrosadas que se unen con la septa. A continuación, estos dos procesos crean unos filamentos gruesos que empujan la grasa con más fuerza, haciendo que sobresalga más por arriba.

Por añadidura, una mala circulación sanguínea y linfática también es causa de que los líquidos permanezcan en la zona más tiempo de lo normal. Como explicábamos antes, los niveles más altos de células que atraen el agua dentro de la celulitis significan que esta actúa de forma parecida a una esponja y recoge fluidos en exceso.

Para decirlo simplemente, la celulitis es una mezcla de células grasas hinchadas por el líquido que son presionadas por unas fibras duras y gruesas que hacen que sobresalgan de la superficie de la piel, como si del relleno de un viejo sofá se tratara. Para combatirla hay que hacer frente a esta combinación de factores. Pero antes de llegar a la solución, es preciso comprender, en primer lugar, por qué el cuerpo deja de funcionar bien, así que veamos cuáles son las causas de la celulitis.

¿por qué hay personas con más celulitis que otras?

La celulitis se desarrolla por etapas, así que lo que vea estará determinado por la etapa en que se encuentre. La facilidad para combatir su celulitis dependerá también del grado de desarrollo que haya alcanzado. Por lo tanto, es bueno saber cuán grave es la suya para que pueda ser más realista respecto a lo que va a conseguir durante las próximas seis semanas. Aunque una celulitis grave se reducirá en seis semanas, necesitará más tiempo para eliminarla del todo. La celulitis menor puede desaparecer, por completo, incluso antes de las seis semanas recomendadas. Estas son las fases:

celulitis menor — Solo es posible ver la celulitis si la pellizcamos con los dedos.

celulitis leve — Solo es posible ver la celulitis estando sentada.

celulitis moderada — Aparece a través de la piel cuando está de pie, pero está concentrada en la parte de atrás de las caderas, en el trasero y en los muslos.

celulitis grave — Se ve, estando de pie, en otras zonas además de la parte trasera de las caderas, el trasero y los muslos, y está tensa o es dolorosa cuando se presiona.

causas de la aparición

Hasta ahora hemos hablado de lo que sucede bajo la piel cuando se forma la celulitis, pero es también importante saber qué desencadena este proceso. Después de sus seis semanas en el plan de eliminación de la celulitis, tendrá que evitar estos detonadores, para que no vuelva a aparecer.

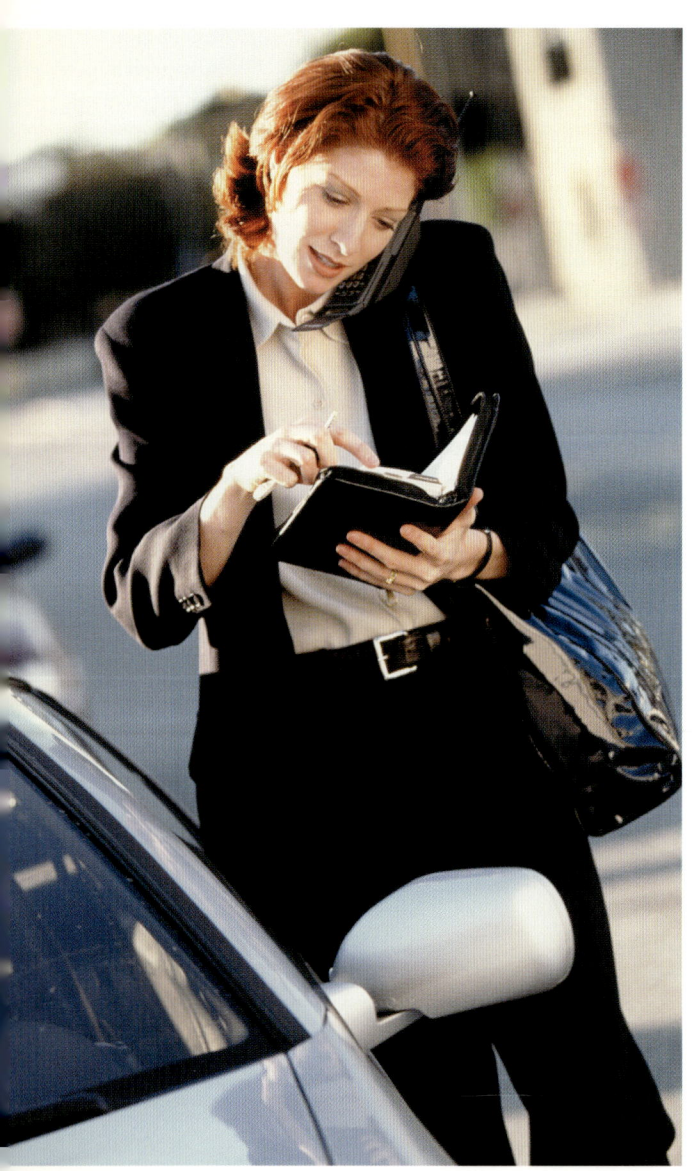

Esta sección describe algunas de las posibles causas de la celulitis y examina por qué pueden tomar forma. Aunque los científicos han progresado en la determinación de qué es la celulitis, todavía no han descubierto exactamente por qué aparece. Los siguientes factores son los más probables.

EDAD

Aunque la celulitis puede presentarse en cualquier momento tras la pubertad, es más corriente después de los treinta años. Hay varias razones para ello. Para empezar, a partir de esa edad, la mujer media aumenta entre 4,5 y 6,8 kilos de grasa por década y, cuanta más grasa haya en el cuerpo, más alto es el riesgo de celulitis. La edad también desencadena el adelgazamiento de la capa superior de la piel que cubre el tejido subcutáneo, haciendo que la grasa granulosa sea más visible en la superficie. Finalmente, con los años, las fibras de colágeno empiezan a endurecerse. Esto significa que la septa, que sujeta la piel al músculo subyacente, empieza a acortarse y tira de la piel hacia abajo, causando esa piel de naranja que se ve en la superficie.

ESTILO DE VIDA SEDENTARIO

Hoy caminamos un promedio de trece kilómetros menos al día que nuestros abuelos y todos los elementos que actúan en la formación de la celulitis se ven afectados por esa inactividad. Por ejemplo, cuanto menos nos movemos, menos calorías quemamos y más probable es que aumentemos de peso. Además, la inactividad es causa de una circulación más lenta; cuando hacemos ejercicio, fortalecemos el corazón y, al no producirse ese fortalecimiento, es probable que la circulación se haga más lenta. El problema es aún peor para la linfa, que no tiene una bomba que la haga circular por todo el sistema. Por el contrario, solo cuenta con la contracción de los músculos y si no nos movemos de forma regular, la circulación de la linfa se verá frenada.

EXCESO DE PESO

Hoy en día, un gran número de mujeres tienen sobrepeso y otras tantas están clasificadas como obesas. En Estados Unidos, un 35 por ciento de la población tiene sobrepeso y otro 25 por ciento es obesa. Este cuadro se repite en buena parte del mundo occidental. Aunque es cierto que afecta también a las mujeres delgadas, la celulitis es grasa, y quienes padecen sobrepeso son más propensos a tenerla.

TABACO

Aunque no se cuenta todavía con investigaciones concluyentes, parece probable que el tabaco sea un importante factor coadyuvante en la formación de celulitis. Fumar provoca la formación masiva de radicales libres, que penetran a millones en el cuerpo con cada calada. Además, los investigadores japoneses han descubierto que fumar desencadena la producción de unas enzimas corporales llamadas MMP (metaloproteinasa matricial), que trituran las fibras de colágeno, haciendo que la piel se adelgace y, cuando esto sucede, la celulitis se hace más visible. Si su cuerpo tratara de reparar ese colágeno, también le resultaría más difícil de conseguir porque el tabaco reduce los niveles de vitamina C, un nutriente esencial para la formación de colágeno.

OTRAS TOXINAS

Hay otros hábitos muy comunes que también contribuyen a la celulitis, concretamente el consumo excesivo de alcohol, la dependencia de la cafeína y la ingestión de demasiados alimentos grasos o azucarados. Aunque no sea correcto decir que causan celulitis al saturar las células grasas con sus desechos, eso no quiere decir que no participen en su formación. Para empezar, todas las sustancias anteriores crean radicales libres y disparan el estrés en el sistema linfático. También destruyen algunos nutrientes vitales que necesitamos para quemar grasas. Por ejemplo, cada taza de café elimina seis miligramos de calcio de nuestras reservas y el calcio ayuda a que las células dejen de almacenar grasa y empiecen a quemarla.

LOS BAÑOS DE SOL

Uno de los factores más desagradables en la lucha contra la celulitis es que el bronceado —una de las pocas cosas que disimulan la piel de naranja— pudiera aumentar el problema. En pleno verano, solo se necesitan cuatro minutos de exposición al sol para que empiecen a

¿tiene usted sobrepeso?

Para averiguar si tiene sobrepeso, tiene que calcular su índice de masa corporal (IMC). Para hacerlo, siga esta sencilla fórmula:

$$IMC = \frac{peso\ (en\ kg)}{altura\ al\ cuadrado\ (en\ metros)}$$

Si la cifra está entre 25 y 29,9:
Tiene exceso de peso y reducirlo puede ayudarle a mejorar su celulitis (y su salud en general).

Si la cifra está por encima de 30:
Tiene un sobrepeso grave y, realmente, debería empezar a adelgazar, por razones de salud.

Nota: Si es usted extremadamente atlética y tiene una masa muscular muy importante, eso modificará los resultados. Pídale a su preparador o a alguien del gimnasio que le mida la grasa corporal y la aconseje en consecuencia.

producirse daños en las fibras de colágeno y elastina que hay bajo la piel. Y al igual que los efectos de la edad o el tabaco, estos daños adelgazan la piel que cubre el tejido subcutáneo y hacen que la celulitis sea mucho más visible. Además, la excesiva exposición al sol deshidrata la piel y la celulitis es también más visible con una piel muy deshidratada, ya que esto hace que se adelgace y pierda flexibilidad.

DESHIDRATACIÓN

Un reciente artículo, aparecido en la revista de la American Dietetic Association, calculaba que en cualquier momento, hasta un 27 por ciento de personas sufrimos de deshidratación. La deshidratación hace que pensemos con más lentitud, que seamos más propensos a padecer dolores de cabeza y cambios de humor y que nuestro cuerpo retenga la máxima cantidad posible de agua. Una de las causas más comunes de la retención de líquidos —y de la celulitis que esta retención puede provocar— es la deshidratación. Es preciso beber mucho líquido para que nuestro cuerpo libere el agua que está acumulando. Los manuales dietéticos recomiendan beber por lo menos 1½ litros de agua diarios.

INTOLERANCIAS A LOS ALIMENTOS

Se producen cuando el cuerpo pierde la capacidad de digerir ciertos tipos de comida de forma adecuada. Esto significa que ese alimento se demorará en el sistema más de lo que debería y fermentará, llenando el cuerpo de sustancias tóxicas. Este reaccionará tratando de diluir las toxinas con líquido, que puede acumularse en la celulitis. Las intolerancias más comunes son hacia los cereales y los lácteos. Los síntomas son dolores de cabeza, abotargamiento, calambres o letargo después de ingerir el alimento causante del problema; los síntomas desaparecen si no se vuelve a tomar ese alimento durante unos días. También puede experimentar un aumento de peso de hasta 1,4-2,2 kilos en un día si come mucha cantidad de ese alimento, un peso causado por la retención de agua cuando el cuerpo trata de diluir las toxinas. Si cree que padece intolerancia hacia los productos lácteos, tome leche de soja reforzada con calcio o zumo de naranja en lugar de leche con sus cereales, para aumentar su ingesta de calcio, y elimine el queso y el yogur.

HORMONAS

Con frecuencia, se ha señalado que la hormona femenina estrógeno es un detonador de la celulitis. Hay toda una serie de razones para ello; la celulitis no se inicia, normalmente, hasta la pubertad, cuando hace su aparición el estrógeno, y puede empeorar durante el embarazo y la menopausia, cuando los niveles de estrógeno se vuelven un poco locos, ya que este tiende a favorecer la retención de líquidos y la acumulación de grasas. No obstante, hay otra opinión que dice que no es la presencia de estrógeno lo que contribuye a la celulitis, sino la ausencia de testosterona. La testosterona hace que las fibras conectivas bajo la piel sean más fuertes y firmes, y esas fibras reducen el riesgo de que la grasa «asome» por encima de la capa superior de la piel. Está claro que no es deseable aumentar los niveles de testosterona en el cuerpo femenino, pero se puede reducir el nivel de estrógeno controlando el peso, ya que los tejidos grasos crean sus propios niveles de esa hormona.

ESTRÉS

Es posible que el estrés contribuya a la celulitis. Cuando estamos tensos, nuestros músculos se tensan, especialmente en la nuca y la espalda. Esto bloquea el fluir de la linfa. Además, el estrés es también una de las principales causas del aumento de peso. No solo nos hace comer para tranquilizarnos, sino que aumenta los niveles de una hormona llamada *cortisol,* que es un importante estimulante del apetito. El cortisol hace también que las células abdominales sean más propensas a acumular grasa. Si acumula una cantidad desproporcionada de peso alrededor de la mitad del cuerpo o tiene celulitis en el vientre, es probable que uno de los principales factores sea el estrés.

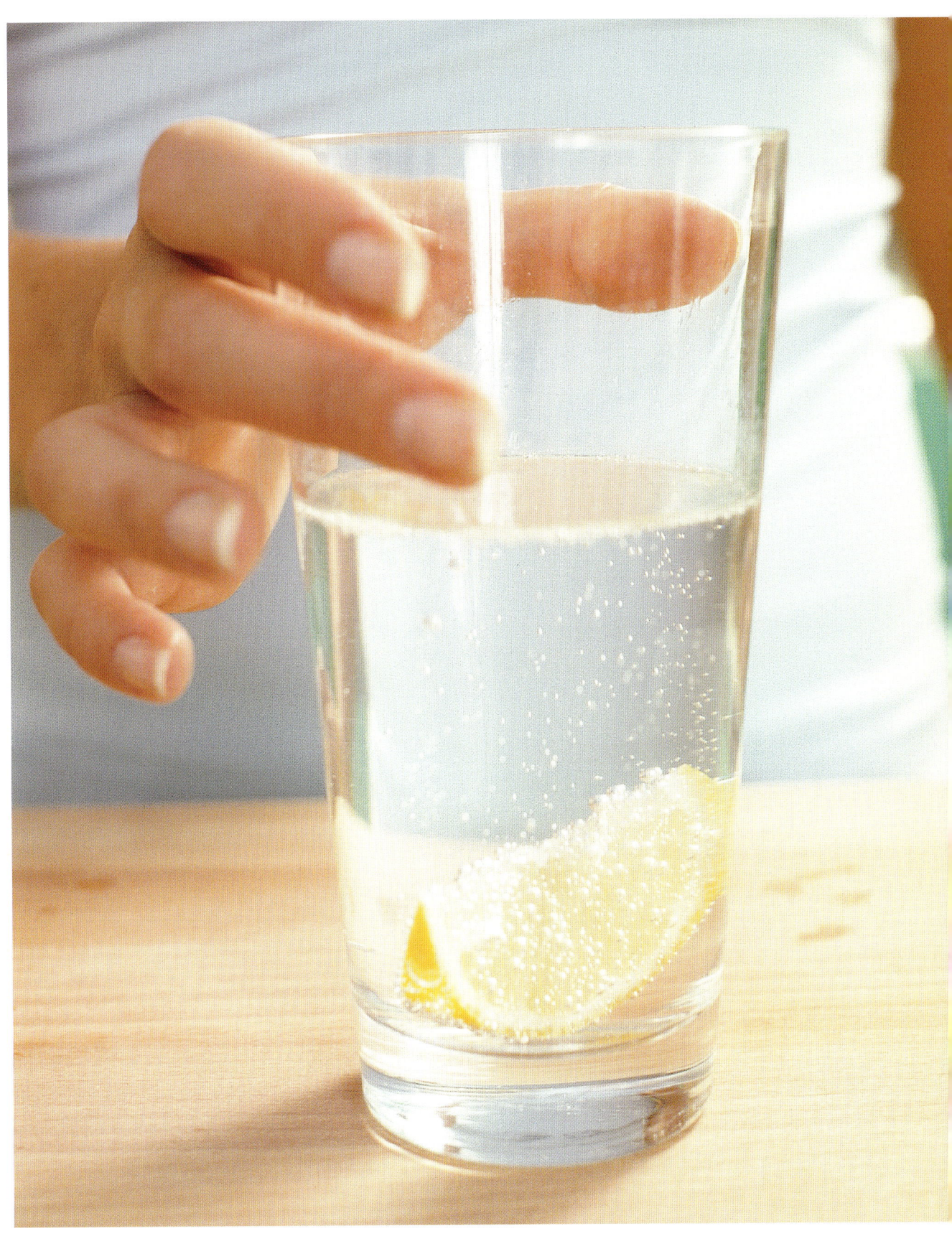

funcionamiento del plan

Cuando descubrimos cuáles son las posibles causas de la celulitis, vemos que nuestro estilo de vida parece favorecerla. El ejercicio es un buen ejemplo. Puede representar una enorme diferencia en la celulitis; sin embargo, cada vez es mayor el número de personas que solo hace ejercicio una vez al mes.

Igualmente mal actuamos con respecto a nuestra comida. Dos de los principales factores alimentarios que, según se cree, causan la celulitis son el azúcar y las grasas. Nuestra dieta actual se caracteriza por un alto consumo de azúcar al año y una cifra igualmente alta de consumo de grasa. Ambos alimentos consumidos en grandes cantidades suponen un factor de riesgo para una buena salud. La verdad es que para la mayoría, la celulitis es prácticamente inevitable, pero todo eso está a punto de cambiar para usted.

Los objetivos que encontrará a continuación pueden resolver todas las causas fisiológicas de la celulitis. *Objetivo 0% celulitis* presenta siete pasos diferentes, con técnicas que la ayudarán a reducir —o incluso eliminar— su celulitis. Para conseguir el máximo beneficio, ponga en práctica todos los objetivos, juntas, durante las próximas seis semanas. Estará aplicando una serie de técnicas para eliminar el exceso de grasas y líquidos y reducir rápidamente la celulitis. También empezará a rebajar los radicales libres e iniciará la reparación del colágeno dañado que hay bajo la piel, disminuyendo el riesgo de que vuelva.

Lo mejor es leer todas las secciones antes de empezar, porque para conseguir un resultado óptimo, es preciso ponerlas en práctica todas al mismo tiempo. Quizá piense que es mucha información, pero en todas las secciones se destacan las guías que hay que recordar.

EL SISTEMA DE «MEZCLAR Y COMBINAR»

Si de verdad tiene muy poco tiempo, logrará beneficios siguiendo sencillamente la dieta y el ejercicio e incorporando otros objetivos cuando pueda. Si tiene intención de aplicar este planteamiento, añada los otros objetivos en el orden que le damos a continuación para maximizar los resultados, a la vez que reduce el tiempo que necesita dedicarles.

1. Tome los complementos recomendados.
2. Cada noche, aplíquese una buena crema contra la celulitis (vea página 106) o una mezcla de aromaterapia (vea página 96), usando la técnica de masaje linfático de la página 89.
3. Cada mañana, dedique cinco minutos al cepillado de la piel (vea la página 86).
4. Procure introducir los consejos de la solución psicológica en sus ideas diarias.
5. Por lo menos una vez a la semana, aplique las otras técnicas de aromaterapia e hidroterapia de la solución estimulante y de la aromaterapia.
6. Aplíquese una crema autobronceadora semanalmente.
7. Acuda a un masajista profesional una vez a la semana.
8. Pruebe los tratamientos profesionales de belleza.

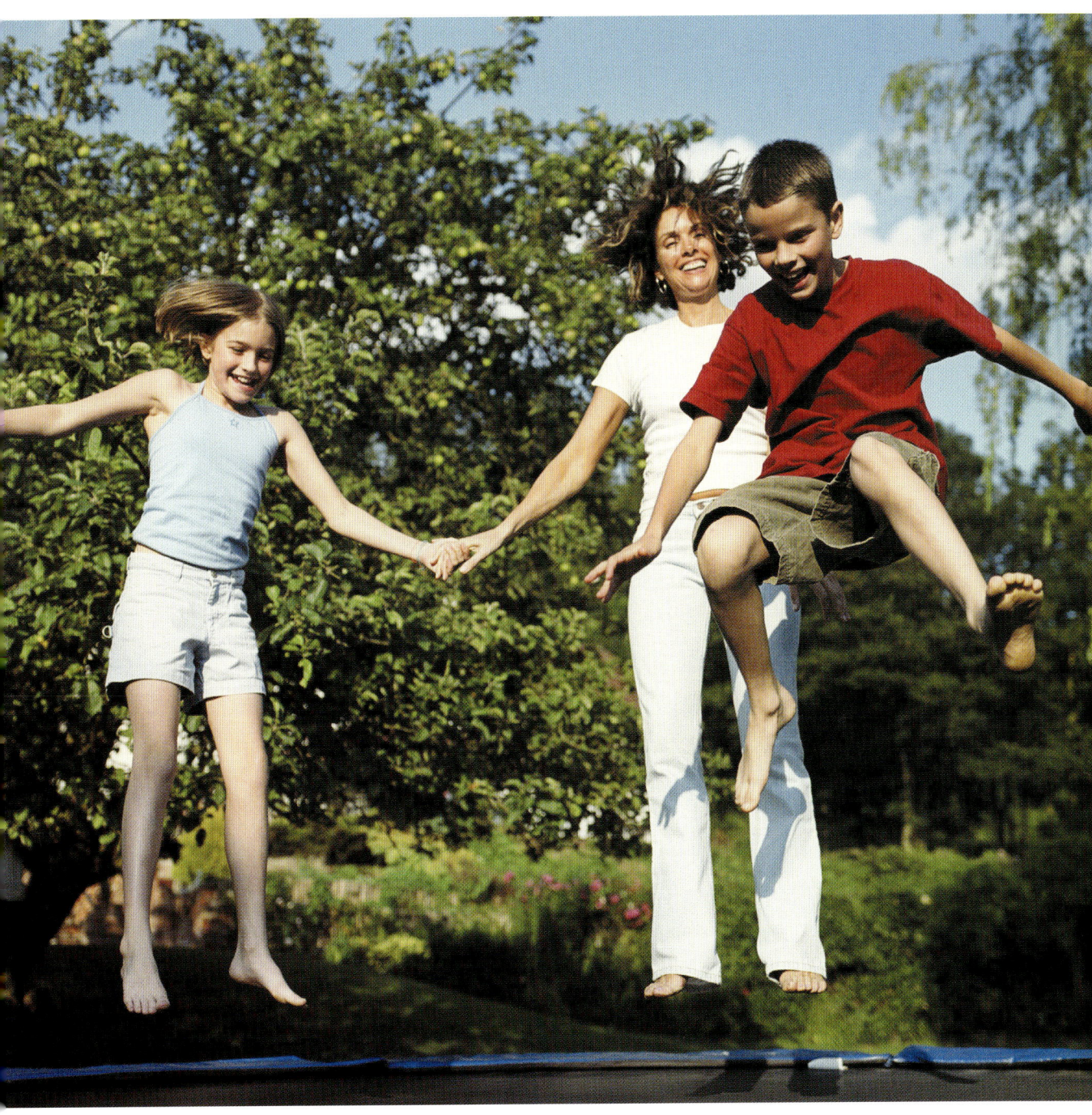

QUÉ PODEMOS ESPERAR

Como sucede con cualquier cambio en los hábitos que conciernen a la salud, al seguir *Objetivo 0% celulitis* se pueden producir algunos efectos secundarios; por ejemplo, dolores de cabeza al reducir la cafeína. Pero no se asuste, hay muchos consejos para que pueda enfrentarse a ellos.

Uno de los elementos de *Objetivo 0% celulitis* es la sección dedicada a vivir una vida anticelulitis (vea la página 118). No tiene sentido pasar seis semanas combatiéndola si luego vuelve a adoptar todas las costumbres que la provocaron. La idea de esta sección es adaptar su vida cotidiana para mantener la celulitis bajo control.

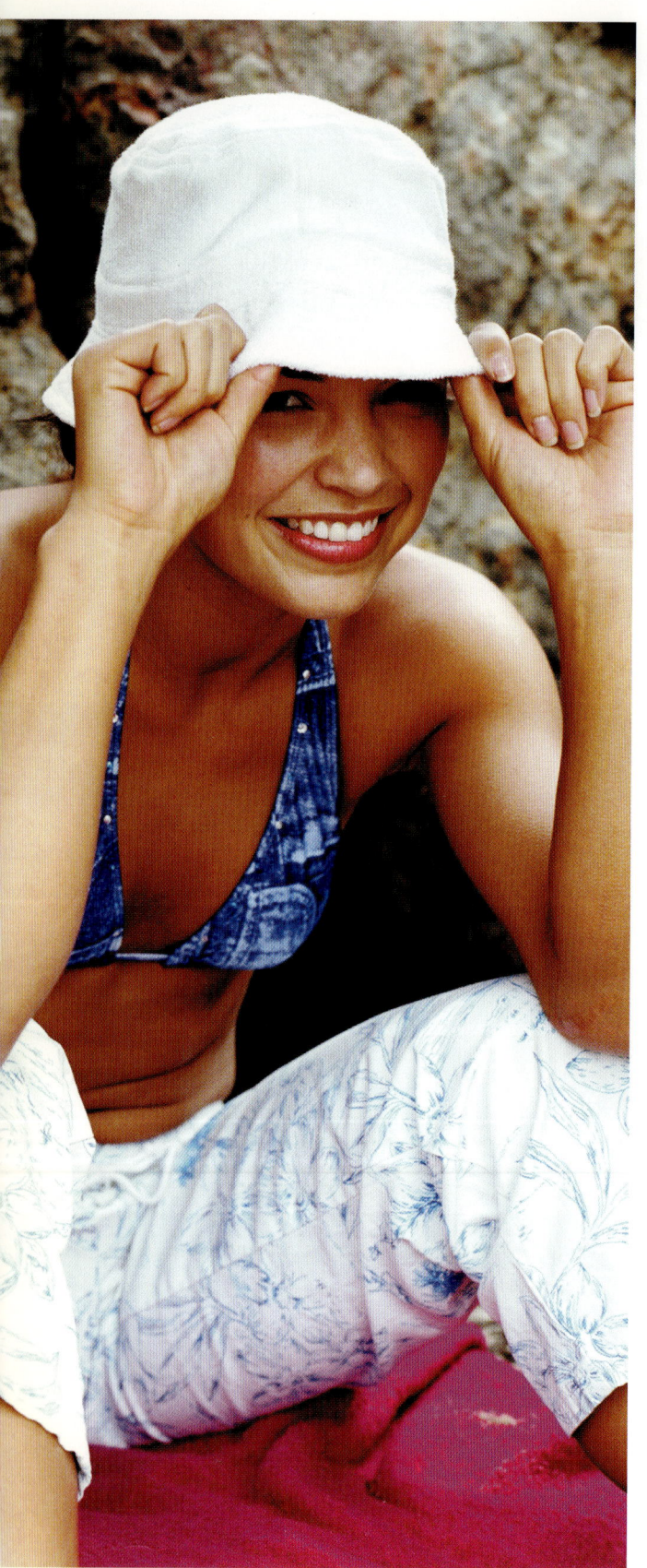

SEIS SEMANAS PARA EL ÉXITO

El programa se aplica durante seis semanas. No es una regla a rajatabla, pero es el tiempo necesario para lograr resultados en la mayoría de los casos. También es el tiempo mínimo que la mayoría suele necesitar para dejar de pensar en los cambios en su estilo de vida como algo nuevo y extraño y convertirlos en una costumbre que llegue a formar parte, naturalmente, de su rutina. Pero, ¿qué se puede conseguir, de forma realista, en seis semanas? Si sigue el programa tal como está indicado, la mayoría conseguirá:

- Perder, por lo menos 2,8 kilos de su exceso de peso (esto será menos si no tiene exceso de peso).
- Eliminar todo el exceso de líquido.
- Mejorar de forma espectacular la fuerza y condición de la piel.
- Potenciar el tono muscular y perder centímetros en las caderas y los muslos.
- Estimular la circulación sanguínea y el flujo linfático.
- Mejorar la capacidad de eliminación de toxinas de su cuerpo.
- Tener un aspecto más sano.

La diferencia exacta que eso represente en usted dependerá de qué nivel haya alcanzado su celulitis en la escala de gravedad (vea la página 13). Es evidente que es poco probable que alguien que padezca una celulitis grave la vea desaparecer por completo en seis semanas, aunque sí notará una diferencia importante.

Si al final de las seis semanas quiere seguir con los «Objetivos», hágalo. Si ha perdido mucho peso, compruebe su IMC de nuevo (vea la página 15). Si ya tiene el peso adecuado, no es aconsejable que siga con las cantidades de las porciones indicadas en el plan de dieta. Lea los consejos de la página 25, «¿Qué pasa si no necesito perder peso?», para saber cómo adaptar su dieta. Seguirá comiendo los mismos alimentos destructores de celulitis, solo que en mayor cantidad.

hacer tiempo

Puede que encontrar tiempo para llevar el plan a la práctica le parezca una tarea de proporciones desalentadoras. No obstante, la diferencia entre encontrar tiempo y HACER tiempo es la clave para conseguir resultados. Aquí tiene ocho ideas que pueden funcionar:

levántese cuando se despierte
Esos 30 minutos extra que pasa en la cama no reponen sus fuerzas. Si se levanta cuando se despierta, puede ganar entre 10 y 30 minutos para hacer ejercicios o darse un masaje de aromaterapia.

acuéstese más tarde
No horas más tarde, pero dedique 10 minutos antes de irse a la cama a preparar su almuerzo del día siguiente y aplicarse la crema anticelulítica.

aproveche la pausa del almuerzo
Las personas que se toman un tiempo para almorzar son más productivas por la tarde que las que trabajan sin parar. Use la pausa del almuerzo para dar un paseo, correr o darse una vuelta por el gimnasio y se sentirá más llena de energía.

tiempo de viaje
Si empieza el plan en un momento del año en que hay más luz y hace menos frío, ¿puede ir o volver del trabajo a pie? Si vive en una gran ciudad, es posible que incluso le resulte más rápido.

tiempo muerto
Aproveche el tiempo mientras se hace la comida, se calienta el agua al fuego o se llena la bañera. No hay nada que decir en contra de que dedique ese tiempo a cepillarse la piel, aplicarse una crema autobronceadora o hacer algo de ejercicio.

tiempo de televisión
Si los niños o la economía hacen que, normalmente, pase la noche delante de la televisión, cambie y use este tiempo para mimarse, aplicando las técnicas de la sección de belleza. Si sigue queriendo ver la televisión, use las pausas publicitarias para hacer ejercicio o incluso puede poner una bicicleta estática en la sala.

tiempo de niños
Si tiene hijos, puede resultar peliagudo encontrar tiempo para ir al gimnasio, así que haga que sus hijos participen en su programa de ejercicios. Los mayores pueden montar en bicicleta mientras usted corre, los más pequeños pueden disfrutar de un paseo en el cochecito. También pueden hacer actividades en las que todos participen: jugar al fútbol en el parque, patinar o jugar con el platillo volador en verano. Así también les ayudará a tener buena salud.

tiempo social
Si las noches con los amigos entrañan tomar copas o cenar fuera, sugiera algo más activo —ir a la bolera, a clases de salsa, a una discoteca o incluso a patinar sobre hielo— o vayan al salón de belleza a que las cuiden. Así verá a sus amigas, pero también aplicará sus «Objetivos».

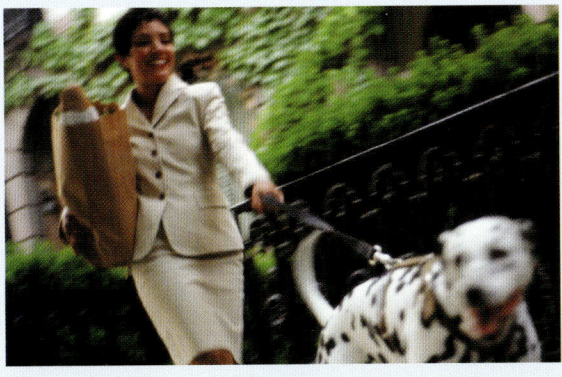

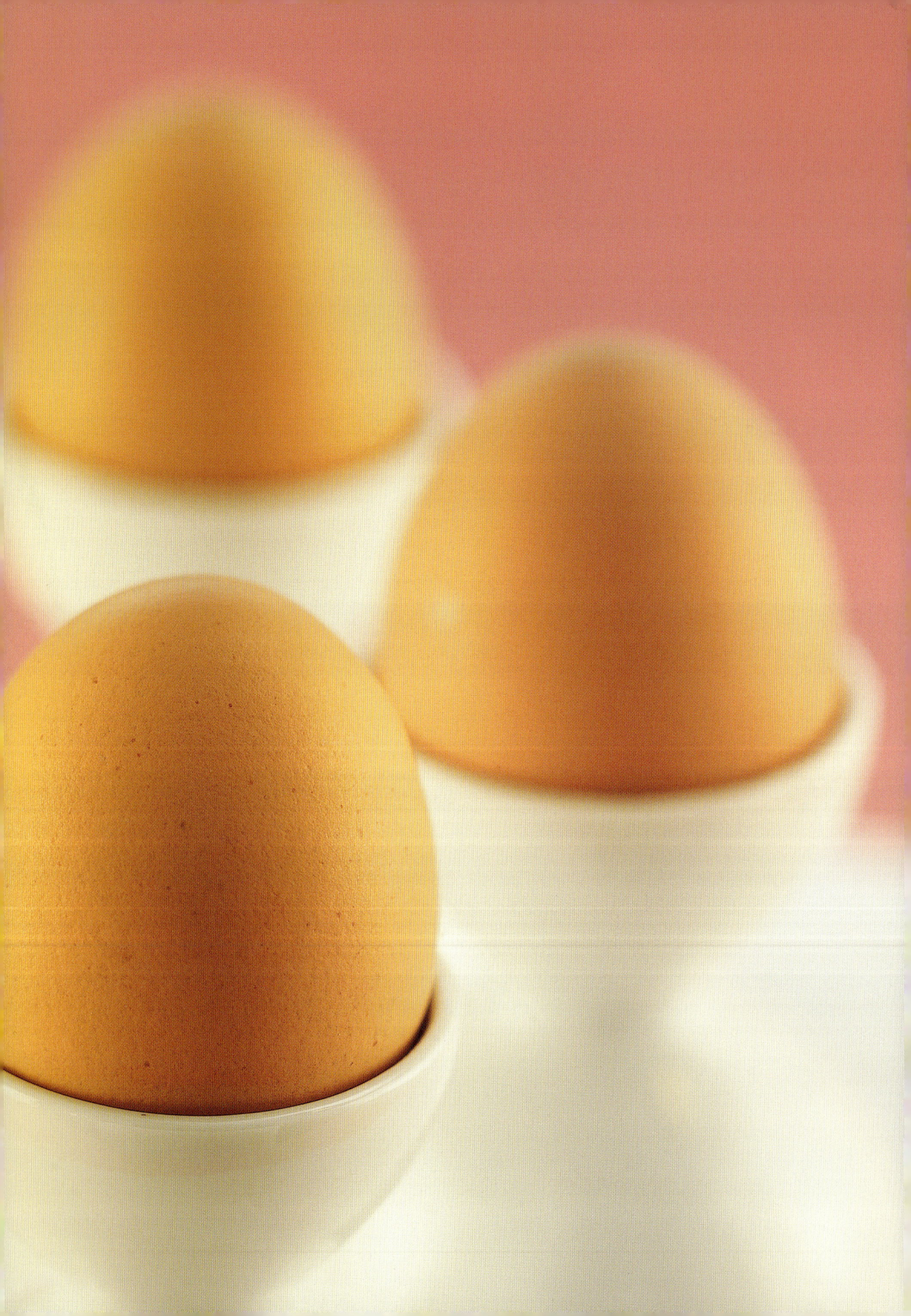

objetivo 1: la dieta

Lo importante de la solución dietética es aprovechar los increíbles poderes de los nutrientes y usarlos para luchar contra la celulitis. Cada vez más, los dietistas están descubriendo que lo que comemos afecta enormemente a lo sanos que estamos y parecemos. Se estima que alrededor del 40 por ciento de cánceres podrían impedirse solo con que cambiáramos nuestros hábitos alimentarios, y que podrían salvarse hasta un millón de vidas, cada año, si tomáramos unas ciertas medidas dietéticas para proteger nuestro corazón. Incluso problemas como los defectos de visión, la diabetes y las apoplejías podrían atajarse por medio de la dieta. Por lo tanto, no es ninguna sorpresa que algo, relativamente, tan sencillo e inocuo como la celulitis pueda controlarse a través de lo que comemos.

No hay ningún elemento de la celulitis que no pueda verse influido positivamente por la dieta; sea eliminando alimentos que contribuyen a su aparición como ingiriendo otros que ayudan al cuerpo a librarse de ella. En el objetivo de la dieta, aprenderá, exactamente, cuáles son esos alimentos y cómo eliminar los que tienen que desaparecer (sin echarlos en falta). Le explicaremos cómo aumentar los alimentos beneficiosos para inundar su organismo con nutrientes que combaten la celulitis mientras sigue perdiendo peso.

Lo mejor del objetivo de la dieta es que no tendrá hambre ni estará de mal humor ni se aburrirá de lo que come. No hay días de morirse de hambre, ni días de solo zumos, ni dolores de cabeza por hambre, ni estómagos que protestan. No se trata de hacer pasar privaciones al cuerpo, sino de abastecerlo de combustible. Hay algunos alimentos que tendrá que eliminar, pero lo fundamental es que está alimentando su cuerpo para que le ayude a perder peso y a luchar contra la retención de líquidos. Tiene que consumir alimentos que suministren a la piel nutrientes antioxidantes, para combatir el daño causado por los radicales libres, y alimentos que mejoren la circulación o que estimulen el sistema de eliminación de toxinas y reduzcan la presión en la linfa. Y finalmente, es necesario que añada otros alimentos que proporcionan un alto nivel de nutrientes, para ayudar a impulsar el proceso de regeneración de la piel. Todo esto se aúna para luchar contra la celulitis en su origen.

índice

perder peso **24**

alimentos prohibidos **28**

los veinte alimentos mejores **30**

conseguir los máximos beneficios **34**

plan de comidas para seis semanas **36**

recetas **42**

ceñirse al plan **56**

comer fuera **58**

perder peso

Combatir la celulitis por medio de la dieta es un ataque lanzado contra tres flancos y entraña combatir el líquido, la grasa y los radicales libres. Aunque todos ellos son importantes, quizás el más importante para la mayoría de nosotras sea perder peso para reducir esas «cajas de grasa» demasiado llenas.

Aumentamos grasa cuando comemos más kilojulios/calorías (conjuntamente llamados energía) de los que gastamos en un día. Por cada 14.700 kJ o 3.500 kcal (calorías) que comemos más que quemamos, aumentamos medio kilo de peso. Estamos genéticamente programadas para aumentar de peso en las caderas y los muslos, razón por la cual, cuando nos ponemos a dieta, son los pechos y el estómago los que primero pierden peso y resulta más difícil eliminar la grasa de las caderas y muslos. Pero esto no significa que no pueda perder peso en la mitad inferior, sino que tendrá que gastar más calorías de las que ingiere. Una vez que su parte superior haya cedido algo de grasa, la parte inferior empezará a responder.

¿CUÁNTO NECESITO ELIMINAR?

No se trata de que cuanto más elimine, mejor. Nuestro cuerpo responde como en tiempos ancestrales y recuerda cuando era difícil encontrar comida y que, cuando el suministro disminuía, bien podía significar que se avecinaba una hambruna. Así que, si reduce drásticamente su consumo de alimentos, su cuerpo piensa que se va a morir de hambre y ralentiza el metabolismo, reduciendo el número de calorías que quema.

Por lo tanto, la regla de cualquier dieta es reducir solamente 2.100 kJ (500 kcal) de la cantidad diaria recomendada para usted. Si lo hace cada día, perderá 0,5 kilos a la semana. Puede que parezca lento, pero significa que es más probable que pierda grasa que músculo.

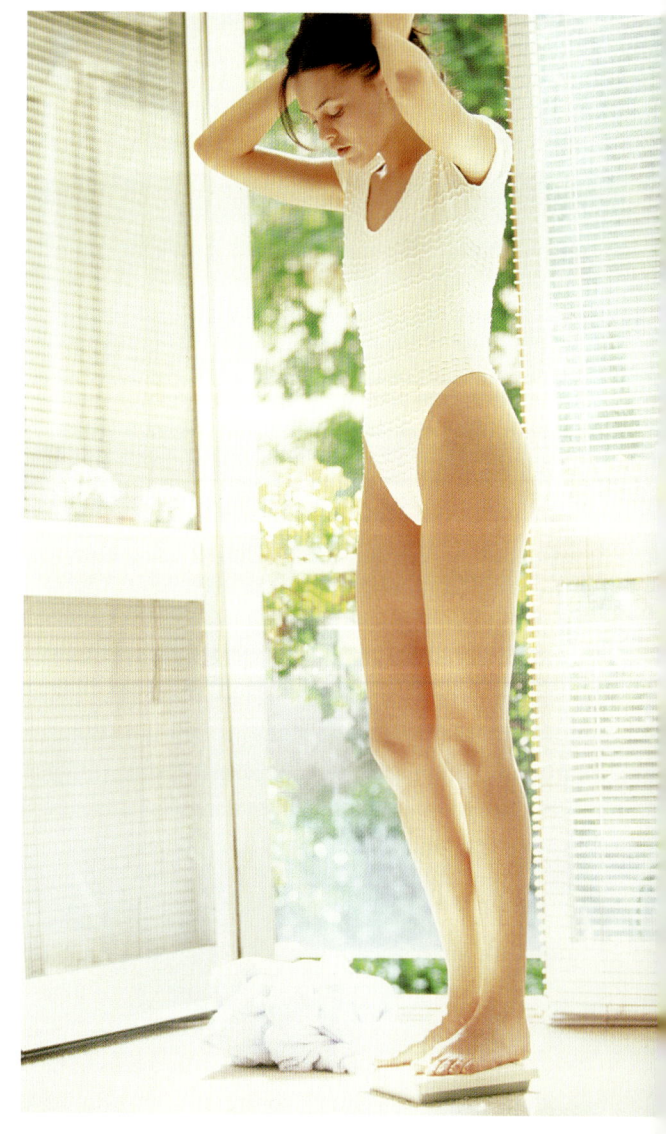

¿CUÁL ES EL CONSUMO RECOMENDADO PARA MÍ?

Para calcular cuántas kilocalorías quema al día y, por lo tanto, cuánto debe comer, multiplique su peso en kilos por 22 para encontrar cuántas kilocalorías gasta.
Esto equivale, aproximadamente, a la energía que quema cada día en reposo y se conoce como tasa de metabolismo basal (TMB):

Peso en kilos x 22 = kilocalorías quemadas en un día

Por supuesto, la mayoría no nos pasamos el día tumbados en el sofá, sin hacer nada; nos movemos. Por lo tanto, dependiendo de lo activa que sea, tendrá que multiplicar esa cifra otra vez:

- Si tiene un trabajo sedentario (de oficina), **multiplique por 1,3**.
- Si tiene un trabajo moderadamente activo (dependienta, ama de casa), **multiplique por 1,4**.
- Si tiene un trabajo bastante activo (cartera, guardia urbano), **multiplique por 1,5**.
- Si tiene un trabajo muy activo (albañil, preparadora en un gimnasio, mensajera), **multiplique por 1,7**.

Eso le dará la cantidad total de energía que consume en un día normal. En consecuencia, debe comer 500 kcal menos de esa cantidad para perder 0,5 kilos de peso a la semana. Por ejemplo, si pesa 70 kilos y trabaja en una tienda, el cálculo será como sigue:

en calorías
70 x 22 x 1.4 = 2,156 kcal quemadas al día
2,156 - 500 = 1,656 kcal que comer en su dieta diaria

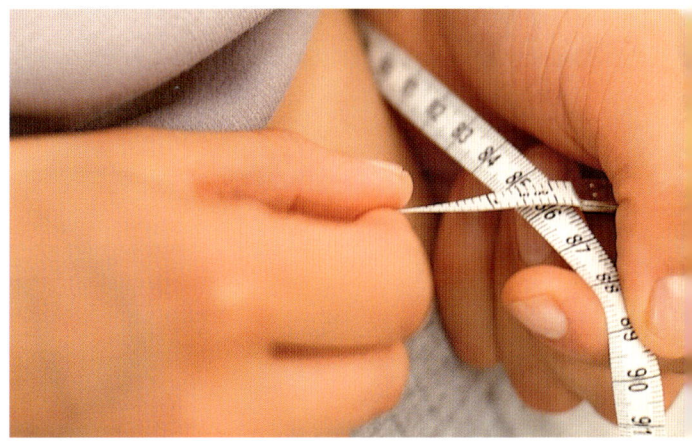

¿qué pasa si no necesito perder peso?

Si ha calculado su índice de masa corporal (IMC) de la página 15 y tiene un peso sano, perder grasa no ayudará a eliminar su celulitis; de hecho puede hacer que pierda músculo, lo cual puede empeorar el problema (los músculos sostienen la capa de grasa, manteniéndola más firme y estable). No obstante, continúa siendo importante seguir los planes de los menús y alimentos aconsejados, ya que le ayudarán a combatir la retención de líquidos y los daños causados por los radicales libres, pero tendrá que aumentar las calorías. Los menús proporcionan en torno a los 6.300 kJ al día. Si no necesita perder peso, aumente la cantidad de cada porción o añada otra comida para que lo que coma iguale la cantidad que queda cada día (vea la página 29).

UNA PÉRDIDA DE PESO CON ÉXITO

La mayoría tememos las dietas y solemos fracasar. Veamos cuáles son las razones por las que, con frecuencia, no tenemos éxito, con una explicación de por qué esta dieta es diferente y esta vez lo conseguirá.

tiene hambre

Sucede cuando come demasiado poco o no toma alimentos que la sacien. Ese problema no existe con este plan, ya que tiene muchos alimentos sanos y altamente nutritivos, lo cual significa que va a comer de forma regular y en cantidad abundante. De hecho, en este plan abundan los alimentos proteicos que al cuerpo le cuesta digerir y que la sacian durante más tiempo. Si, a pesar de todo, siente hambre, pruebe a oler un poco de aceite de hinojo (no lo haga si es epiléptica) para inhibir su apetito.

tiene fijación con la comida

Las variadas cantidades y las pautas regulares de comidas de esta dieta, deberían eliminar la fijación con la comida. Pero si, de verdad, siente necesidad de comer algo, vea los consejos que hay a continuación.

echa en falta sus alimentos favoritos

Si en algún momento de la dieta necesita picar algo (y es la comida lo que quiere, no un abrazo o un amigo... Vea más adelante), tome una ración de 420 kJ (100 kcal). Esto equivale a una bolsa pequeña de patatas fritas bajas en grasas, una galleta de chocolate, 25 gramos de caramelos o una ración de 37 gramos de helado bajo en calorías. Con frecuencia, saber que puede hacer esto reducirá la ansiedad y, si no es así, por lo menos le ayudará a ahorrar calorías. Muchas de nosotras tratamos de luchar contra esos antojos picoteando enormes cantidades de alimentos dietéticos, ingiriendo más calorías que si tomáramos una pequeña porción de lo que realmente queremos.

cree que va a fracasar

En cuanto come algo que no está en el plan, de inmediato piensa que ha fracasado. No es verdad. Una comida alta en grasas no la va a engordar ni tampoco hará que deje de perder peso. Son solo la segunda, la tercera o la cuarta las que lo hacen. Si se escapa del programa, no se deje dominar por el pánico y no tire la toalla, sencillamente vuelva a él.

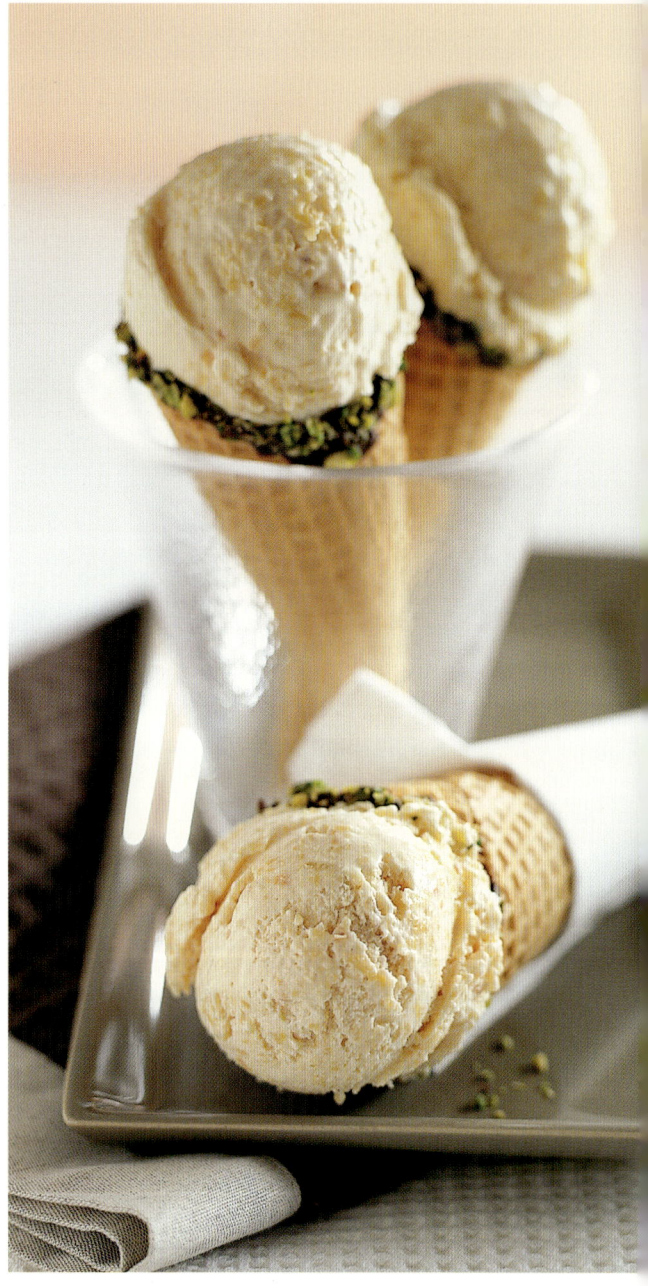

come cuando está estresada, cansada o aburrida

Muchas de nosotras comemos para enfrentarnos a emociones negativas. Si ve que ansía ingerir azúcar o alimentos feculentos, pregúntese si eso es lo que realmente quiere o si lo que necesita es un abrazo, compañía o un día libre. Luego ponga manos a la obra para conseguir lo que realmente necesita, en lugar de reprimir sus emociones con comida.

la energía de algunos alimentos

	kJ	kcal
Leche (semidesnatada, 600 ml)	820	195
Frutos secos (25 g)	760-800	180–190
Patatas (175 g)	630	150
Lata de refresco (no dietético)	550	130
Aceite de oliva (cucharada sopera)	525	125
Queso (duro, 25 g)	460	110
Muesli (sin añadir azúcar, 25 g)	460	110
Copos de maíz (25 g)	440	105
Aguacate (medio)	420	100
Zumo de frutas (250 ml)	420	100
Arroz (25 g)	420	100
Pasta (25 g)	420	100
Copos de salvado (25 g)	380	90
Plátano	380	90
Vino (125 ml)	354	85
Beicon (una loncha a la parrilla)	350	85
Huevos (uno)	340	80
Pan (una rebanada)	340	80
Costilla de cordero (25 g sin grasa)	260	62
Manzana	250	60
Buey (25 g bistec o para asar)	210	50
Naranja	210	50
Pollo (25 g sin piel)	135	32
Galletas de arroz (cada una)	125	30
Marisco (25 g, sin cáscara)	105-125	25–30
Pescado (fresco, 25 g)	85-125	20–30
Tofu (25 g)	105	25
Queso fresco (bajo en grasas, 25 g.)	90	22
Alubias (25 g crudas)	85	20
Azúcar (una cucharada de postre)	70	17
Yogur (bajo en grasas, una cucharada sopera)	42	10
Sandía (25 g)	38	9
Hortalizas (verdes, 25 g)	17-34	4–8
Bayas (25 g)	30	7
Café (sin leche)	0	0
Té (sin leche)	0	0

alimentos prohibidos

Aunque muchos alimentos pueden sernos beneficiosos, otros provocan retención de fluidos, daños en la piel y mala circulación, incluso un flujo linfático lento y perezoso. Está claro que hay alimentos que tiene que eliminar por completo o, por lo menos, reducir de forma drástica durante la dieta. Aquí están los siete principales.

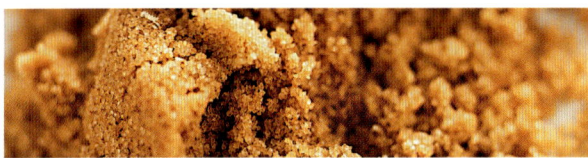

azúcar

Además del hecho de que el azúcar suele estar dentro de los alimentos con un alto nivel de calorías y grasas, los científicos de la Universidad de Búfalo han descubierto que la cantidad de radicales libres de nuestro sistema aumenta en un 140 por ciento después de tomar 1.260 kJ (300 kcal) de azúcar. Esto solo ya es malo para el colágeno, pero el azúcar también es causa de que el colágeno se endurezca, haciendo más visible el tirón hacia abajo de la septa en la piel y en la grasa. Procure eliminar los alimentos azucarados de su dieta por completo.

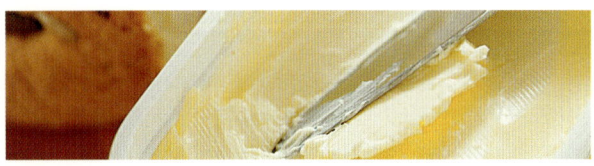

grasas saturadas y grasas transgénicas

Si quiere aumentar grasas, coma grasas. Con 38 kJ (9 kcal) por cada 25 gramos (comparados con menos de la mitad en los carbohidratos o proteínas), es la manera más fácil de consumir más de lo que necesita. Por otro lado, las grasas saturadas (que se encuentran en productos animales como la carne, la mantequilla y los lácteos) y las grasas vegetales alteradas, llamadas transgénicas o grasas hidrogenadas (que se encuentran en la margarina y en las pastas para untar) doblan los niveles de los radicales libres casi directamente. Póngase como meta mantener el contenido en grasas de su dieta por debajo del 30 por ciento de su consumo de alimentos energéticos y que menos del 10 por ciento sea en grasas saturadas.

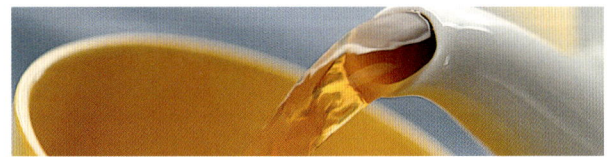

cafeína

En la mayoría de dietas contra la celulitis, la cafeína está totalmente prohibida; no es el caso en esta, ya que, en pequeñas dosis, puede estimular la circulación y acelerar el metabolismo. No obstante, si consume más de una taza, este equilibrio se altera y las arterias empiezan a ponerse rígidas, frenando la circulación. Por añadidura, el aumento de su metabolismo puede quedar cancelado por su creciente necesidad de golosinas azucaradas, ya que unas dosis altas de cafeína provocan súbitas subidas y bajadas de los niveles de azúcar en la sangre. Propóngase limitar la ingesta de cafeína a una taza de café, té o cola cada tres horas, sin superar las dos o tres al día.

mejores efectos contra la celulitis, cualquier fruta u hortaliza suministrará algunos antioxidantes vitales. Pruebe los boniatos, los paw paw, los tirabeques, los lichis, las lechugas de hoja roja o la oruga, el repollo rojo, no el blanco, o las zanahorias baby en lugar de las normales.
- Experimente con nuevas maneras de servirlas. En lugar de hervir las hortalizas, pruebe a asarlas, sofreírlas o cocerlas al vapor; incluso puede pasar fruta por la parrilla o hacerla puré para cambiar su sabor y textura. No hay ninguna razón lógica por la que no pueda comer fruta en lugar de hortalizas en una comida; muchas ensaladas fantásticas sirven cítricos o manzanas junto con repollo o apio, por ejemplo. También puede servir una enorme ensalada de frutas, en lugar de la versión salada.

2 TOME PROTEÍNAS MAGRAS, POR LO MENOS TRES VECES AL DÍA

Las proteínas contienen una sustancia llamada albúmina que ayuda a absorber el exceso de líquido en los tejidos del cuerpo; si la retención de líquidos es parte de su problema, esto ayudará. Las proteínas también mantienen constante el azúcar en la sangre durante más tiempo que si toma una comida solo con carbohidratos. Entre las proteínas magras están el pescado, las aves de corral, el marisco, los lácteos bajos en grasas, las legumbres, los cortes magros de carne roja, sin nada de grasa, más los productos vegetarianos como el *tofu*.

3 COMA ALGO CINCO O SEIS VECES AL DÍA

Comer con más frecuencia puede incrementar su pérdida de peso, ya que cada vez que come su cuerpo tiene que quemar energía para digerir la comida. De hecho, un 10 por ciento de la energía que quema cada día, la quema durante la digestión y este empujón a su metabolismo dura unas cuantas horas. Si pica continuamente fruta, hortalizas y otros tentempiés bajos en grasas, su metabolismo irá disparado todo el día.

No obstante, uno de los mayores errores que se cometen al comer cinco o seis veces al día es el de comer demasiado. Estamos acostumbrados a tomar tres comidas

plan de comidas para seis semanas

¿Qué va a comer en la práctica? En las próximas páginas encontrará un plan de comidas para tres semanas que completará dos veces en las seis semanas que dura el plan completo. También puede usarlo como guía para planear sus propias comidas usando el gráfico de la página 27, donde anotamos la cantidad de energía de los alimentos. Le proporciona todos los alimentos anticelulitis que necesita y elimina, casi por completo, los siete tabúes de la celulitis. Aporta, aproximadamente, unos 6.300 kJ (1.500 kcal.) al día, que es la cantidad requerida por una mujer con un peso de 70 kilos, con un trabajo sedentario, si quiere perder medio kilo a la semana. Si pesa menos, pero necesita perder peso, reduzca las raciones un poco para disminuir calorías (pero no se salte ninguna comida, ya que, de hacerlo, reducirá su potencial para quemar calorías). Si pesa más, adapte también las raciones, en consecuencia. Si no necesita perder peso, vea la tabla de la página 25.

abundantes al día y reducir las raciones puede crear «hambre psicológica» que le hará ansiar la comida, aunque su cuerpo no la necesite. Pese a ello, cíñase a las comidas pequeñas y añada fruta y hortalizas frescas para engañar al cerebro y hacerle creer que hay más comida de la que hay (sin añadir calorías extras). Si el cerebro le dice que la cantidad de comida es demasiado pequeña, recuérdese que habrá otro tentempié dentro de dos horas.

4 BEBA MUCHOS LÍQUIDOS SIN CAFEÍNA

Cada día de dieta, procure beber un litro de agua, por lo menos. También puede tomar infusiones de hierbas, sin límite (vea la solución de los complementos para saber cuáles pueden aumentar los efectos de la dieta).

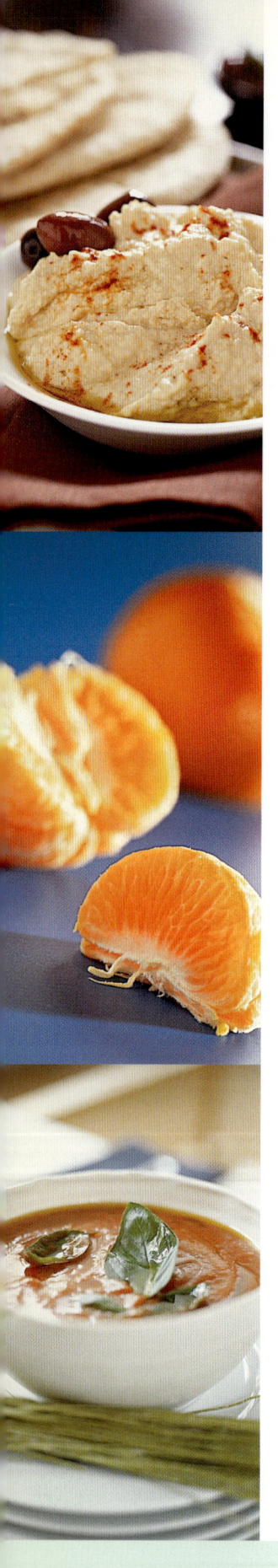

plan de comidas para seis semanas. Semanas 1 y 4

En las siguientes páginas encontrará un plan de comidas para seis semanas, que incluye los principales alimentos contra la celulitis y omite los siete alimentos tabúes hasta donde es posible

	ALIMENTOS CONTRA LA CELULITIS	DESAYUNO	TENTEMPIÉ
DÍA 1	*plátanos, bayas, salvado, brécol, cítricos, lácteos, huevos, frutos secos, cebollas, peras, aves de corral*	25 g de cereal de salvado, con 250 ml de leche semidesnatada Añada un plátano troceado y un puñado de grosellas negras 3 mandarinas	37 g de nueces del Brasil
DÍA 2	*espárragos, aguacate, plátanos, bayas, lácteos, frutos secos, huevos, pescado azul, algas, sandía*	2 rebanadas de pan de centeno tostado con un plátano aplastado encima Zumo natural de fruta (vea la página 42)	Un yogur desnatado mezclado con tres orejones de albaricoque troceados
DÍA 3	*aguacate, brécol, cítricos, lácteos, avena, cebollas, peras, piña, legumbres*	1 huevo cocido 2 rebanadas de pan de centeno tostado con un poco de pasta para untar baja en grasas 1 vaso de zumo de naranja	50 g de queso Edam bajo en grasas, cortado fino con dos galletas de avena. Completar con un tomate a rodajas
DÍA 4	*espárragos, plátanos, legumbres, buey, bayas, cítricos, lácteos, huevos, frutos secos, cebollas, peras, piña*	Plato de frutas (vea la página 42)	1 tostada de pan de centeno con una cucharada de postre de mantequilla de cacahuete 1 pera
DÍA 5	*espárragos, bayas, cítricos, lácteos, fruta seca, frutos secos, avena, cebollas, piña, legumbres*	*Muesli* con albaricoques y semillas de calabaza (vea la página 42) Medio pomelo	2 rodajas de piña
DÍA 6	*plátanos, brécol, cítricos, lácteos, huevos, frutos secos, pescado azul, cebollas, peras*	1 mango pasado por la parrilla dos minutos 75 g de queso fresco bajo en grasas	1 tostada de pan de centeno 1 plátano 4 nueces del Brasil
DÍA 7	*espárragos, aguacate, plátanos, judías, bayas, cítricos, lácteos, huevos, frutos secos, avena, cebollas, peras*	2 galletas de avena con un plátano aplastado encima Un puñado de arándanos	2 tallos de apio untados con una cucharada de postre de mantequilla de cacahuete

* Por favor, recuerde que si no necesita perder peso, debe aumentar las cantidades para conseguir más calorías al día (vea la página 25).

ALMUERZO

250 g de patatas asadas con piel

100 g de atún al natural, escurrido, mezclado con una cucharada sopera de zumo de limón y un poco de cebolla picada o 100 g de queso fresco, bajo en grasas, con cebollino

Servir con una ensalada de oruga, pimiento rojo, apio y brotes de alfalfa, sin límite de cantidad

2 galletas crujientes de centeno con dos puñados de fresas troceadas

6 *sushi* (vea la página 45)

1 cuenco de sopa de miso, instantánea o hecha en casa (vea la página 44)

Ensalada de pollo, aguacate y mango (vea la página 45); las vegetarianas pueden eliminar el pollo y tomar un aguacate entero

1 lata pequeña de sopa de tomate

50 g de *hummus* (puré de garbanzos al estilo griego) comprado hecho o *fava* (vea la página 43)

Palitos de zanahoria, apio, cebollas tiernas, pepino y pimiento rojo

150 g de patatas asadas con piel, acompañadas con 125 g de *coleslaw* (ensalada de repollo, zanahoria y cebolla) baja en grasas

Brotes de alfalfa, pimientos rojos y remolacha, sin límite de cantidad

Ensalada de patata, apio y manzana (vea la página 56)

1 pera.

Ensalada Niçoise (vea la página 45)

TENTEMPIÉ

1 pera

Una tajada grande de sandía

1 pera
1 rodaja de piña
1 yogur desnatado

1 naranja
1 manzana

1 yogur desnatado
Un puñado de frambuesas

1 yogur desnatado
1 naranja

Zumo natural de frutas (vea la página 42)

CENA

125 g de pechuga de pollo a la parrilla o lemoncillo con *nuggets* de *tofu* (vea la página 48)

Salsa de tomate fresco (vea la página 43)

100 g de boniato, asado con piel

Judías verdes, brécol y zanahorias al vapor, sin límite de cantidad

1 yogur desnatado

100 g de filete de trucha a la parrilla o una tortilla de dos huevos con setas fileteadas

100 g de patatas nuevas

5 espárragos y 1 tomate a rodajas

1 yogur desnatado

Lentejas con setas y *gremolata* (vea la página 47)

Judías verdes, brécol y espinacas al vapor

Ensalada picante de buey a la tailandesa (vea la página 55) o fritura de berros, setas y espárragos (vea la página 46)

1 plátano, asado con piel hasta que esté blando, servido con una cucharada sopera de yogur desnatado

Kebabs de colores (vea la página 50)

75 g de arroz integral, hervido

Espárragos al vapor

Salsa de tomate fresco (vea la página 43)

Salmón pochado con salsa de albahaca caliente (vea la página 51) o huevos Benedict (vea la página 48)

Zanahorias, brécol y repollo verde oscuro, sin límite de cantidad

Torres de berenjena (vea la página 47)

1 lata pequeña de judías estofadas

2 peras troceadas con 2 cucharadas soperas de yogur desnatado y 1 cucharada de postre de miel

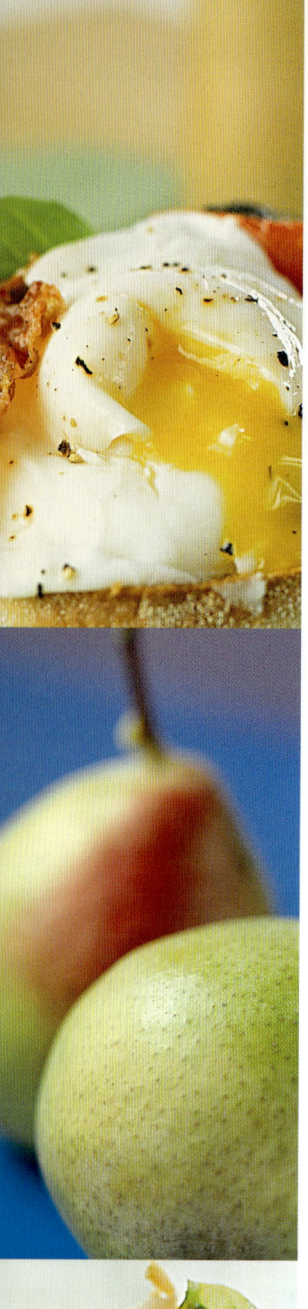

plan de comidas para seis semanas. Semanas 2 y 5

	ALIMENTOS CONTRA LA CELULITIS	DESAYUNO	TENTEMPIÉ
DÍA 1	espárragos, bayas, cítricos, lácteos, frutos secos, huevos, pescado azul, cebollas, peras, aves de corral	1 huevo escalfado 1 tostada de pan de centeno 1 vaso de zumo de naranja (preferiblemente enriquecido con calcio)	25 g de arándanos secos 1 pera
DÍA 2	aguacate, plátano, legumbres, carne de ternera, brécol, cítricos, avena, pescado azul, cebollas, peras, algas	2 tostadas de pan de centeno 1 lata pequeña de judías estofadas (sin añadir sal) 1 vaso de zumo de naranja (preferiblemente enriquecido con calcio)	1 mandarina 1 pera 1 plátano
DÍA 3	espárragos, plátanos, salvado, brécol, cítricos, lácteos, frutos secos, huevos, pescado azul, cebollas, peras	25 g de copos de salvado con 250 ml de leche semidesnatada, acompañado de 1 pera troceada y 25 g de pasas	50 g de queso fresco bajo en grasas 3 palitos de apio
DÍA 4	aguacate, plátanos, legumbres, cítricos, huevos, pescado azul, cebollas, aves de corral, sandía	2 tostadas de pan de centeno acompañadas de un plátano aplastado	Zumo natural de frutas (vea la página 42)
DÍA 5	legumbres, buey, bayas, brécol, cítricos, lácteos, frutas secas, frutos secos, avena, cebolla	Muesli con albaricoque y semillas de calabaza (vea la página 42) Un puñado de fresas	50 g de queso fresco bajo en grasas 2 mandarinas
DÍA 6	espárragos, aguacate, plátanos, bayas, brécol, cítricos, lácteos, fruta seca, avena, pescado azul, cebollas	Zumo natural de frutas (vea la página 42) 2 galletas crujientes con una cucharada de postre de miel	3 palitos de apio 75 g de atún mezclado con zumo de limón
DÍA 7	espárragos, plátanos, bayas, brécol, cítricos, lácteos, fruta seca, frutos secos, cebollas, piña, aves de corral, sandía	Plato de frutas (vea la página 42)	1 tostada de pan de centeno con una cucharada de postre de mantequilla de cacahuete

ALMUERZO	TENTEMPIÉ	CENA
Guacamole de espárragos (vea la página 43) Palitos de zanahoria, pepino y apio Unos cuantos tomates *cherry* Crema de zanahorias y salvia (vea la página 44)	2 galletas de centeno con 40 g de atún o 25 g de queso Edam bajo en grasas 2 cucharadas de salsa de tomate fresco (vea la página 43)	Pollo sofrito con arándanos y jengibre (vea la página 53); sustituya el pollo por *tofu* para una alternativa vegetariana 75 g de arroz integral, hervido
5 rollitos de *sushi* (vea la página 45) 1 cuenco de sopa de miso, instantánea o hecha en casa (vea la página 44)	2 galletas de avena con medio aguacate y algunas rodajas de pimiento rojo	125 g de carne de ternera magra o 1 seta grande con *ratatouille* (vea la página 43) 150 g de patata asada con piel Judías verdes, repollo verde oscuro y brécol, sin límite de cantidad
150 g de patatas asadas con piel, con salsa de tomate fresco (vea la página 43), atún al natural, escurrido, o 50 g de queso rallado bajo en grasas 1 vaso de zumo de naranja (preferiblemente enriquecido con calcio)	2 puñados de fresas 1 plátano	Huevos Benedict (vea la página 48) 150 g de patatas hervidas y hechas puré con un poco de leche semidesnatada Espárragos y brécol al vapor, sin límite de cantidad 1 bote pequeño de yogur bajo en grasas
Ensalada de judías (vea la página 46) 125 g de pechuga de pollo asada y desmenuzada o 1 huevo cocido Una gran ensalada verde	Una tajada grande de sandía	125 g de filete de atún a la plancha o lemoncillo y *nuggets* de *tofu* (vea la página 48) 75 g de patatas nuevas hervidas, con menta fresca Medio aguacate Salsa de tomate (vea la página 43)
Una rebanada de pan de centeno, untada con guacamole de espárragos (vea la página 43), brotes de alfalfa, tomate a rodajas y pimientos amarillos 1 lata pequeña de sopa de tomate	2 puñados de arándanos 6 almendras	Buey y brécol con salsa de ostras (vea la página 55) o repollo, remolacha y manzana salteados (vea la página 50) 75 g de arroz integral, hervido
Medio aguacate relleno con 50 g de gambas cocidas peladas o 4 cucharadas soperas de salsa de tomate fresco (vea la página 43) Ensalada de oruga, pimiento rojo y corazones de alcachofa	2 galletas de avena con un plátano aplastado	Curry angloindio (vea la página 51) 50 g de arroz integral, hervido Espárragos al vapor, sin límite de cantidad
Fritura de berros, setas y espárragos (vea la página 46) 1 vaso de zumo de naranja (preferiblemente enriquecido con calcio)	Una tajada grande de sandía	*Tagine* de boniato, calabacín y pollo (vea la página 52) o torres de berenjena (vea la página 47) Brécol y judías verdes al vapor, sin límite de cantidad

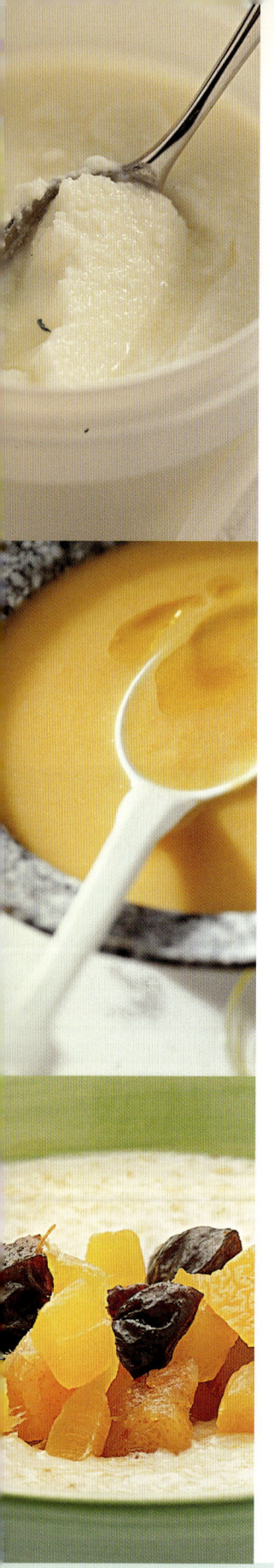

plan de comidas para seis semanas. Semanas 3 y 6

	ALIMENTOS CONTRA LA CELULITIS	DESAYUNO	TENTEMPIÉ
DÍA 1	espárragos, aguacate, plátanos, buey, brécol, cítricos, lácteos, cebollas, peras, aves de corral, sandía	1 tostada de pan de centeno con 50 g de queso Edam bajo en grasas rallado y 2 tomates en rodajas, asados 1 pera	Una tajada grande de sandía
DÍA 2	aguacate, judías, bayas, cítricos, lácteos, fruta seca, avena, pescado azul, cebollas, peras, piña	Gachas de avena, hechas con agua, acompañadas de una pera troceada y 25 g de sultanas	*Fava* (ver la página 43) Palitos de pepino y zanahoria
DÍA 3	aguacate, plátano, judías, cítricos, lácteos, fruta seca, huevos, frutos secos, avena, pescado azul, cebollas	*Muesli* con albaricoques y semillas de calabaza (vea la página 42)	1 bote pequeño de yogur bajo en grasas 1 plátano
DÍA 4	plátano, cítricos, lácteos, fruta seca, huevos, pescado azul, cebollas, aves de corral, sandía	1 huevo revuelto con un poco de leche semidesnatada 50 g de salmón ahumado o una tostada de pan de centeno Medio pomelo	Una tajada grande sandía 1 yogur desnatado
DÍA 5	espárragos, plátanos, carne de tenera, salvado, cítricos, lácteos, huevos, pescado azul, cebollas, peras, legumbres	25 g de copos de salvado con 250 ml de leche semidesnatada y un plátano troceado	50 g salsa de *tzatziki* Palitos de zanahoria, apio y pepino
DÍA 6	bayas, brécol, cítricos, lácteos, huevos, frutos secos, cebollas, peras, sandía	1 huevo cocido 2 tostadas de pan de centeno con un poco de pasta de untar baja en grasas 2 puñados de fresas o frambuesas	25 g de almendras 1 pera
DÍA 7	bayas, brécol, cítricos, lácteos, fruta seca, huevos, frutos secos, cebollas, piña, aves de corral	Tortilla hecha con las claras de dos huevos más un huevo entero y rellena con bayas surtidas 1 vaso de zumo de naranja	Media manzana

ALMUERZO

Ensalada de pollo, medio aguacate y mango (vea la página 45). Los vegetarianos pueden poner un aguacate entero en lugar del pollo

150 g de patatas asadas con piel

Acompañar con 100 g de atún al natural escurrido, con una cucharada sopera de zumo de limón y un poco de cebolla picada o 100 g de queso fresco bajo en grasas, con cebollino

Ensalada de oruga, pimiento rojo, apio y brotes de alfalfa, sin límite de cantidad

125 g de gambas cocidas y peladas o 1 huevo hervido

Medio aguacate

Una gran ensalada de lechuga, rábano, tomate y pimiento amarillo

Ensalada de patata, apio y manzana (vea la página 46)

Ensalada Niçoise (vea la página 46)

150 g de patata asada con piel, con 125 g de *ratatouille* (vea la página 43)

Una gran ensalada de repollo blanco a tiras, zanahoria rallada y cebollas rojas

1 vaso de zumo de naranja

Una rebanada de pan de centeno untado con un poco de mostaza, 125 g de pavo asado magro o 2 lonchas de queso bajo en grasas y rodajas de tomate, brotes de alfalfa y pimiento rojo

TENTEMPIÉ

1 plátano
1 yogur desnatado

1 rodaja de piña
2 puñados de fresas

3 galletas crujientes de centeno con *fava* (vea la página 43)

1 tostada de pan de centeno con 1 plátano aplastado

1 naranja
1 pera

1 tajada grande de sandía
25 g de queso bajo en grasas

2 rodajas de piña
1 yogur desnatado

CENA

100 g de bistec magro a la plancha
125 g de patatas nuevas
Salsa de tomate fresco (vea la página 43)

Sopa mexicana con salsa de aguacate (vea la página 50)
2 rebanadas de pan de centeno

125 g de sardinas a la parrilla o 2 calabacines, cortados por la mitad y asados hasta que estén blandos, y luego cubiertos con 25 g de queso Feta bajo en grasas
Ensalada de alubias (vea la página 46)

Sofrito de pollo con arándanos y jengibre (vea la página 53). Sustituya el pollo por *tofu* para una versión vegetariana
50 g de arroz integral, hervido

Tacos de ternera (vea la página 53) o lentejas con setas y *gremolata* (vea la página 47)

Kebabs de colores (vea la página 50)
Salsa de tomate fresco (vea la página 43)
50 g de arroz integral, hervido
Brécol al vapor, sin límite de cantidad

Curry angloindio (vea la página 51)

recetas

Las siguientes recetas aparecen en el plan dietético de seis semanas y están llenas de ingredientes destructores de la celulitis. Deliciosas y nutritivas, gustarán a toda la familia, tanto si necesitan combatir la celulitis como si no.

zumo natural de frutas

2 cucharadas soperas de arándanos o grosellas negras
2 cucharadas soperas de fresas
250 ml de zumo de naranja
1 plátano

1 ración

Poner todos los ingredientes en una licuadora o batidora y mezclar.

plato de fruta

2 rodajas de piña
½ mango
1 plátano troceado
2 kiwis
2 cucharadas soperas de fresas
1 yogur natural desnatado

1 ración

Poner todos los ingredientes en un plato y cubrir el yogur.

muesli con albaricoque y semillas de calabaza

50 g de avena desmenuzada
1 cucharada sopera de sultanas
1 cucharada sopera de semillas de calabaza
1 cucharada sopera de almendras picadas
25 g de orejones de albaricoque, troceados
2 cucharadas soperas de zumo de naranja
2 manzanas pequeñas, peladas y ralladas
3 cucharadas soperas de leche semidesnatada

2 raciones

1 Poner la avena, las sultanas, las semillas de calabaza, las almendras y los albaricoques en un cuenco con el zumo de naranja.

2 Añadir la manzana rallada y remover. Cubrir con la leche y servir enseguida.

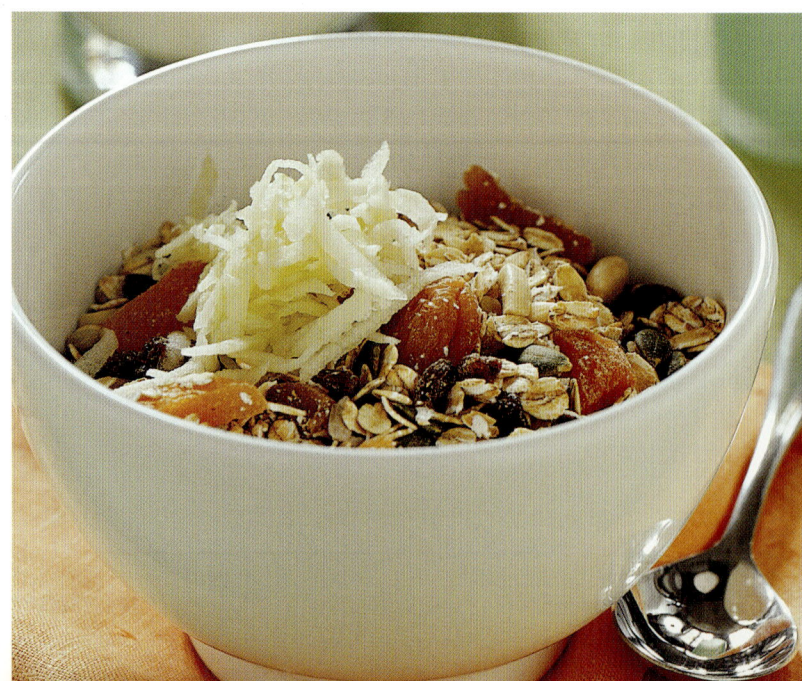

salsa de tomate

Una salsa sana y llena de vida que alegrará muchos platos diferentes. Sirva con patatas asadas con piel, carne a la plancha, pescado u hortalizas para darles un estallido de sabor libre de grasas.

1 cebolla roja, picada fina
425 g de tomates maduros troceados y sin semilla
2 dientes de ajo, machacados
15 g de cilantro, menta o perejil frescos y pimienta molida

3-4 raciones

Mezclar todos los ingredientes en un cuenco y sazonar con pimienta.

guacamole de espárragos

75 g de espárragos
1 cucharada sopera de nata fresca baja en grasas
Un trozo pequeño de cebolla, picada fina
1 tomate a trozos
Un chorrito de zumo de limón

1 ración

1. Cortar el extremo blanco de los espárragos y hervir durante 4-5 minutos o hasta que estén tiernos.

2. En una batidora o robot de cocina, mezclar los espárragos con la nata fresca y poner en un cuenco. Añadir los demás ingredientes y mezclar.

fava

Este puré es similar al hummus, pero se prepara con guisantes.

50 g de guisantes, lavados
2 cucharadas soperas de aceite de oliva virgen extra
1 diente de ajo pequeño majado
1 cucharada sopera de zumo de limón
½ cucharada de té de comino molido
½ cucharada de té de mostaza en polvo
Un pellizco de pimienta de cayena
Pimienta

Guarnición:
1 cucharada sopera de perejil picado
1 cucharada sopera de pimienta roja molida

4 raciones

1. Poner los guisantes en un cazo y cubrir con 2,5 cm de agua fría. Cuando empiecen a hervir, bajar el fuego y cocer 30-35 minutos, removiendo con frecuencia, hasta que se haya consumido el agua y los guisantes estén hechos. Dejar enfriar un poco.

2. Poner los guisantes en una batidora con todos los demás ingredientes, sazonar al gusto y batir hasta que la mezcla esté suave; añadir 2-3 cucharadas de agua hirviendo si la mezcla resulta demasiado espesa.

3. Pasar a una fuente de servir y espolvorear con el perejil y la pimienta.

ratatouille

1 cucharada sopera de aceite de oliva
2 cebollas picadas
2 pimientos rojos cortados a dados
1 pimiento verde cortado a dados
2 dientes de ajo picados
3 calabacines cortados a dados
Una lata de 400 g de tomates troceados
Un puñado de hojas de albahaca picadas
Sal y pimienta

4 raciones

1. Calentar el aceite en un cazo grande. Añadir las cebollas y rehogar a fuego lento durante 10 minutos, sin que se doren.

2. Añadir los pimientos y cocinar otros 20 minutos, sin que se doren. Incorporar el ajo y los calabacines, freír unos minutos y añadir los tomates.

3. Subir el fuego y cocinar hasta que el líquido se haya reducido y las hortalizas estén tiernas. Sazonar con pimienta y muy poca sal y luego incorporar la albahaca. Servir caliente o fría. Si quedan restos se pueden congelar sin problemas.

sopa de miso

1 cucharada sopera de miso rojo o blanco
½ puerro pequeño
50 g de *tofu*
½ cucharada de alga wakame
cebollinos picados, al servir

Caldo dashi:
8 g de alga kombu
900 ml de agua
1 cucharada sopera de atún seco (migas de bonito)
 o 1 cucharada sopera de salsa de soja

2 raciones

1 Preparar primero el *dashi*. Limpiar el alga kombu con un trapo húmedo y poner en un cazo con el agua. Hervir suavemente y retirar toda la espuma que suba a la superficie. Cuando el caldo esté claro, añadir media cucharada sopera de migas de atún seco y hervir, suavemente, sin tapar, durante 20 minutos. Retirar del fuego y añadir el resto del atún. Dejar reposar durante 5 minutos y luego escurrir y volver a ponerlo en el cazo.

2 Mezclar el miso con un poco del caldo tibio y añadirlo, poco a poco, al caldo, removiendo constantemente hasta que se haya disuelto. Retirar del fuego y reservar hasta el momento de servirlo.

3 Cortar el puerro en tiras finas, juliana, y el *tofu* a dados pequeños. Calentar la sopa de miso y añadir el puerro y el *tofu*, junto con el alga wakame. Añadir los cebollinos y servir enseguida.

crema de zanahorias y salvia

1 cucharada sopera de aceite de oliva
1 cebolla picada fina
375 g de zanahorias, cortadas a rodajas finas
450 ml de caldo vegetal
1 cucharada sopera de hojas de salvia picadas
Sal y pimienta
Tallos de salvia para adornar (opcional)

2 raciones

1 Calentar el aceite en un cazo grande y grueso, añadir la cebolla y freír a fuego suave hasta que esté blanda, pero no dorada. Añadir las zanahorias y el caldo. Sazonar con sal y pimienta. Cuando empiece a hervir, bajar el fuego y cocer suavemente, sin tapar, durante unos 30 minutos.

2 Pasar la sopa por un robot de cocina o una batidora hasta tener un puré suave, luego ponerla en el cazo, previamente aclarado, y añadir la salvia picada. Llevar a ebullición y cocer a fuego lento otros 15 minutos.

3 Servir la crema adornada con tallos de salvia, si le gusta.

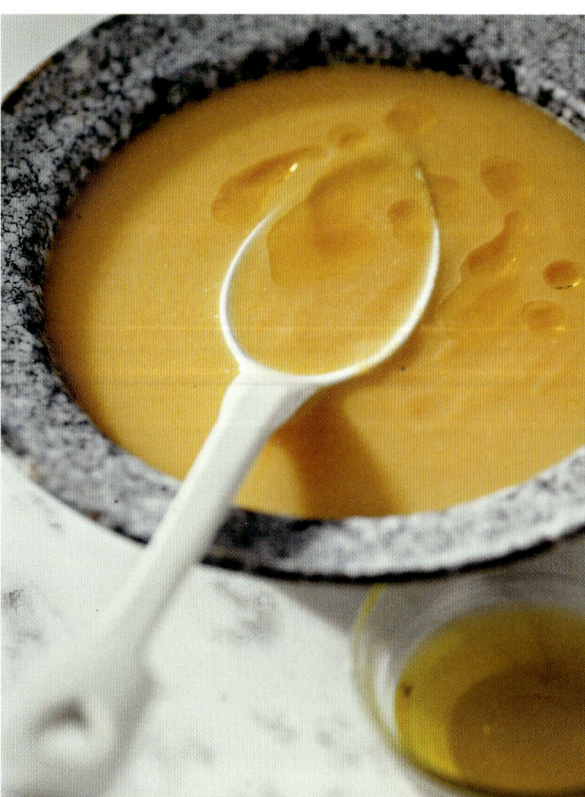

sushi

125 g arroz japonés de grano corto, lavado
150 ml de agua fría
½ cucharada de postre de azúcar
Un pellizco de sal
1 cucharada de té de vinagre de arroz
25 g de salmón crudo, cortados a dados muy pequeños
Pasta *wasabi* al gusto
Unos trocitos de jengibre en vinagre, y un poco más para acompañar
1 cucharada de postre de semillas de sésamo, tostadas
½ hoja de alga nori
Salsa de soja para acompañar

2 raciones

1. Poner el arroz y el agua en un cazo de fondo grueso. Tapar y, cuando hierva, dejar cocer a fuego lento durante 20 minutos o hasta que el arroz esté tierno y haya absorbido el agua. Retirar del fuego, tapar el cazo con un paño de cocina y dejar reposar durante 10 minutos.

2. Poner el azúcar, la sal y el vinagre en un cazo pequeño y calentar lentamente hasta que el azúcar se haya disuelto. Poner el arroz en un cuenco y rociar con el vinagre. Remover con cuidado, usando dos tenedores, para mezclarlo y separar los granos de arroz mientras se enfrían.

3. Poner un poco de arroz en una huevera humedecida y hacer un agujero en el centro. Añadir un poco de salmón, una pizca de *wasabi* y de jengibre. Poner un poco más de arroz encima y apretar para cerrarlo. Sacar de la huevera y, con las manos húmedas, moldear en forma de rollito. Espolvorear con semillas de sésamo y repetir el proceso con el resto del arroz y el relleno.

4. Tostar ligeramente el trozo de alga nori sobre una llama, luego cortarlo en tiras de 2,5 cm con unas tijeras. Envolver cada uno de los rollitos de arroz con una tira y sellar los extremos con un poco de agua. Servir con salsa de soja para mojar y jengibre en vinagre.

ensalada de pollo, aguacate y mango

1 manojo de berros
2 remolachas cocidas, cortadas a rodajas
½ aguacate, cortado en trozos a lo largo
½ mango cortado en trozos a lo largo
1 cucharada sopera de zumo de limón
125 g de pollo magro asado, cortado a tiras.
1 cucharada sopera de cebollino picado
1 cucharada sopera de hojas de albahaca cortadas a tiras
Pimienta

1 ración

1. Poner los berros y la remolacha en una fuente. Colocar encima el aguacate y el mango y rociar con un poco de zumo de limón y pimienta.

2. Poner el pollo encima, echar los cebollinos y la salvia sobre la ensalada y servir.

ensalada Niçoise

50 g de judías verdes
50 g de espárragos
75 g de patatas nuevas
Un puñado de hojas de espinacas *baby*
1 tomate cortado pequeño
½ cebolla roja, en aros
Un chorrito de zumo de limón
1 huevo cocido cortado a rodajas
50 g de atún al natural escurrido o 25 g de queso Feta bajo en grasas rallado
Pimienta

1 ración

1. Blanquear las judías verdes y los espárragos en agua hirviendo hasta que estén *al dente*, escurrir, enfriar con agua corriente y volver a escurrir. Hervir las patatas hasta que estén tiernas.

2. Poner las espinacas, las judías, los espárragos y las patatas en un plato y cubrir con el tomate y las rodajas de cebolla. Rociar ligeramente con un poco de zumo de limón y poner el huevo y el atún o el queso encima. Sazonar bien con pimienta y servir.

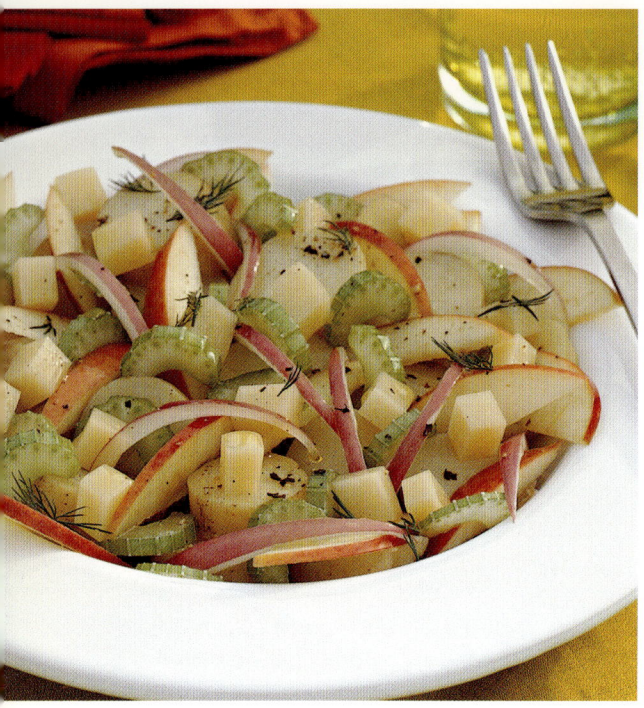

ensalada de judías

50 g de judías enanas, en lata, escurridas y lavadas
75 g de judías verdes cortadas
25 g de garbanzos, en lata, escurridos y lavados
¼ de cebolla, picada fina
½ pimiento rojo, picado fino
1 cucharada de postre de cilantro picado
1 cucharada de postre de aceite de oliva
Pimienta

1 ración

Mezclar todos los ingredientes en un cuenco y sazonar con pimienta.

fritura de espárragos, setas y berros

6 espárragos
4 huevos
½ manojo de berros, quitando los tallos duros
1 cucharada sopera de aceite de oliva
1 pequeño diente de ajo, machacado
175 g de setas
Pimienta

2 raciones

1 Hervir o cocer al vapor los espárragos hasta que empiecen a estar tiernos, luego enfriar bajo agua corriente y escurrir bien.

2 Batir los huevos con un tenedor, sazonar bien con pimienta e incorporar los berros.

3 Calentar el aceite en una sartén de fondo grueso. Echar las setas y el ajo y freír rápidamente durante tres minutos. Verter el huevo batido y distribuir los espárragos encima.

4 Reducir el fuego al mínimo y cocinar a fuego lento hasta que la mezcla empiece a cuajar y, al levantar el borde de la fritura con una paleta, la parte inferior esté dorada.

Si la base empieza a quemarse antes de que la cubierta cuaje, ponga la sartén bajo la parrilla, a fuego moderado, para que acabe de hacerse.

ensalada de patata, apio y manzana

75 g de patatas
1 manzana, descorazonada y cortada a gajos
1 cucharada sopera de zumo de limón
2 tallos de apio, cortados a rodajas finas
50 g de queso Cheddar de régimen
¼ de cebolla roja, cortada fina
½ cucharada sopera de vinagre de vino
1 cucharada sopera de zumo de manzana
½ cucharada de postre de mostaza francesa suave
1 cucharada sopera de aceite de girasol
Pimienta
Unos tallos de eneldo o perifollo para adornar

1 ración

1 Cocer las patatas en agua hirviendo hasta que empiecen a estar tiernas. Escurrir y dejar enfriar, luego cortarlas con cuidado.

2 Rociar las manzanas con un poco de zumo de limón. Mezclar las patatas, las manzanas, el apio, el queso y la cebolla. En un cuenco pequeño, batir el resto del zumo de limón, el vinagre, el zumo de manzana, la mostaza y el aceite. Sazonar con pimienta al gusto. Verter el aliño a la ensalada de patatas y mezclar bien. Guarnecer con tallos de eneldo o perifollo.

lentejas con setas y *gremolata*

2 cucharadas soperas de aceite de oliva
1 cebolla, picada
1 tallo de apio, a rodajas
1 zanahoria, a rodajas
75 g de lentejas del Puy, lavadas (se pueden sustituir por lentejas pardinas)
300 ml de caldo vegetal
125 ml de vino blanco seco
1 hoja de laurel
1 cucharada sopera de tomillo picado
175 g de setas, fileteadas
Sal y pimienta

Gremolata:
1 cucharada sopera de perejil picado
La corteza de medio limón, rallada
1 diente de ajo, picado

2 raciones

1 Calentar una cucharada de aceite de oliva en un cazo y freír la cebolla, el apio y las zanahorias durante 3 minutos. Añadir las lentejas, el caldo, el vino, las hierbas y sazonar generosamente con pimienta y una pizca de sal. Cuando empiece a hervir, baje el fuego y deje cocer lentamente, sin tapar, durante unos 20 minutos o hasta que las lentejas estén tiernas.

2 Mientras, mezclar los ingredientes de la *gremolata*.

3 Calentar el aceite restante en una sartén, añadir las setas y freírlas rápidamente durante 2 minutos, hasta que estén doradas.

4 Servir las lentejas a cucharones en los platos, añadir las setas y espolvorear con la *gremolata* antes de servir.

torres de berenjenas

2 berenjenas pequeñas, de unos 12 cm de largo
1 cucharada sopera de aceite de oliva virgen extra, y un poco más para untar
½ cebolla pequeña, picada muy fina
1 diente de ajo, machacado
1 cucharada de postre de corteza de limón rallada
½ cucharada de postre de comino molido
Una pizca de canela molida
25 g de sultanas
25 g de nueces de Brasil, tostados y picados
1 cucharada de postre de pasta de tagine
25 g de tomates secados al sol, en aceite, escurridos y troceados.
1 cucharada de cilantro fresco
Sal y pimienta

2 raciones

1 Cortar el tallo de las berenjenas a unos 2,5 cm de la punta. Cortar una rodaja del otro extremo para que las berenjenas se sostengan de pie. Con cuidado, sacar la carne, dejando la piel intacta. Trocear la pulpa.

2 Calentar el aceite en una sartén y freír la cebolla, el ajo, la corteza de limón y las especias durante 5 minutos. Añadir la pulpa de la berenjena y cocer durante otros 6 a 8 minutos, hasta que esté tierna. Incorporar todos los demás ingredientes y sazonar al gusto.

3 Con una cuchara, rellenar la piel de las berenjenas con la mezcla, pintarlas con aceite y colocarlas de pie en una fuente de asar pequeña. Añadir alrededor de 1 cm de agua hirviendo y meterlas en el horno precalentado a 200 °C, durante 40 minutos hasta que estén completamente hechas.

huevos Benedict

1 seta grande de sombrero plano, sin el tallo
1 cucharada de aceite de oliva virgen extra
125 g de espinacas, sin el tallo
Una pizca de nuez moscada
1 huevo pequeño
25 g de queso de régimen
Pimienta de cayena

1 ración

1 Poner la seta, con el sombrero hacia abajo, en un plato refractario. Rociar con el aceite de oliva, tapar con papel de aluminio y meter en el horno precalentado a 200 °C, durante 20 minutos.

2 Mientras, lavar las espinacas y ponerlas en agua en un cazo grande. Calentar a fuego lento hasta que empiecen a ponerse mustias. Escurrir, apretarlas para que suelten el exceso de líquido y trocearlas. Espolvorear con la nuez moscada y mezclar. Escalfar el huevo en una sartén especial o en una sartén normal con agua a fuego muy lentamente, durante 3 o 4 minutos o hasta que esté en su punto.

3 Sacar la seta del horno, colocar las espinacas picadas alrededor y, con cuidado, poner el huevo encima. Espolvorear con el queso, sazonar con la pimienta de cayena y meter el plato bajo la parrilla caliente durante 3 o 4 minutos hasta que se dore. Servir inmediatamente.

lemoncillo y *nuggets* de *tofu*

4 cebollas tiernas, picadas gruesas
Un trozo de 2,5 cm de jengibre fresco, pelado y picado
1 tallo de lemoncillo, picado fino
3 cucharadas soperas de cilantro picado
2 dientes de ajo, picados gruesos
½ cucharada sopera de salsa de soja ligera
150 g de *tofu*, escurrido
40 g de migas de pan de centeno
½ huevo
1 cucharada de aceite de oliva
Pimienta

2 raciones

1 Poner las cebollas, el jengibre, el lemoncillo, el cilantro y el ajo en un robot de cocina y procesar ligeramente hasta que se mezcle todo y quede picado pero todavía queden trocitos. Añadir la salsa de soja, el *tofu*, la miga de pan, el huevo y la pimienta y trabajar de nuevo justo hasta que se mezcle.

2 Coger una cucharada de postre de la mezcla y, con las manos húmedas, aplanarla hasta darle forma de galleta. Ponerlas en una placa de horno ligeramente engrasada y pintarlas con un poco de aceite. Meter bajo la parrilla del horno precalentado durante 2 o 3 minutos por cada lado, hasta que estén doradas.

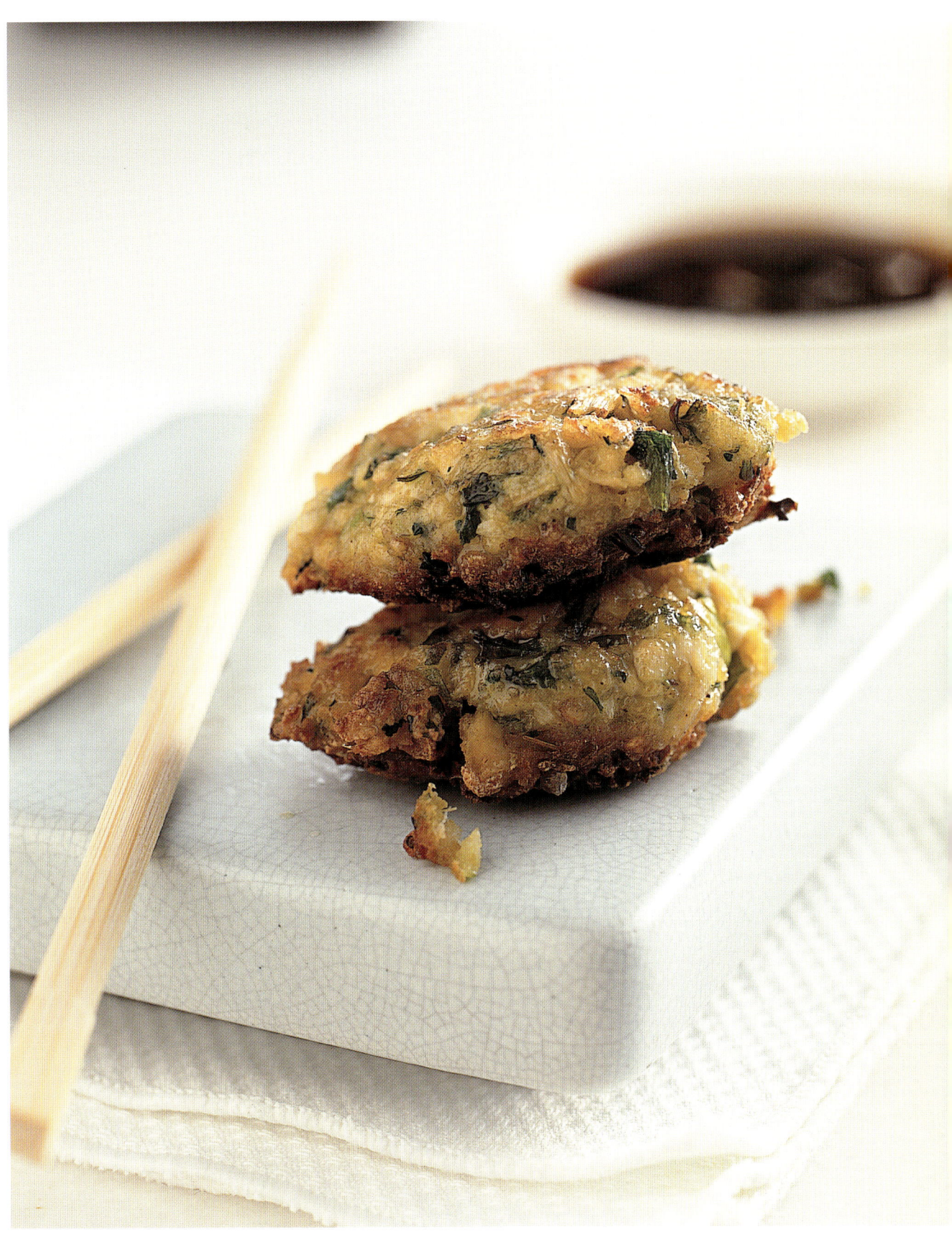

repollo y remolacha con *sauté* de manzana

1 cucharada de aceite de oliva
¼ de col lombarda, cortada en juliana muy fina
½ cucharada de tomillo picado
1 cucharada de semillas de alcaravea
½ cucharada de postre de mezcla de especias molidas
1 cucharada de postre de azúcar
75 ml de vino tinto
1 cucharada sopera de oporto
1 cucharada sopera de vinagre de vino tinto
1 manzana, descorazonada y cortada a gajos gruesos
125 g de remolacha cocida, cortada a dados
125 g de alubias enlatadas, escurridas y lavadas
25 g de nueces pecanas, tostadas
Pimienta

2 raciones

1 Calentar la mitad del aceite de oliva en una sartén grande y freír la col, el tomillo, las semillas de alcaravea, las especias y el azúcar durante 10 minutos. Añadir el vino, el oporto y el vinagre y cuando empiece a hervir, tapar la sartén, y cocer a fuego lento durante 20 minutos.

2 Calentar el resto del aceite en otra sartén y freír las manzanas durante 4 o 5 minutos, hasta que estén ligeramente doradas. Añadirlas a la col con el jugo, la remolacha y las alubias. Tapar y cocinar durante otros 15 o 20 minutos hasta que la col esté tierna. Sazonar al gusto con pimienta. Incorporar las nueces.

kebabs de colores

8 gambas, peladas y eliminada la vena
1 pimiento amarillo, cortado a dados
½ cebolla, cortada en cuatro trozos
4 setas, partidas por la mitad
4 tomates *cherry*
1 cucharada de postre de aceite de oliva
1 cucharada de postre de romero o tomillo picado fino
Pimienta

1 ración

Ensartar las gambas, el pimiento, las cebollas, las setas y los tomates en dos brochetas. Pintar con el aceite y espolvorear con las hierbas y la pimienta. Asar hasta que estén ligeramente quemados. Servir enseguida.

sopa mexicana con salsa de aguacate

1 cucharada sopera de aceite de girasol
1 cebolla picada
1 diente de ajo majado
1 cucharada sopera de cilantro molido
½ cucharada de postre de comino molido
½ pimiento rojo, sin el corazón y las semillas y cortado a dados
1 pimiento de chile, sin semillas y cortado a dados
200 g de alubias de lata, escurridas y lavadas
375 ml de zumo de tomate
½ o 1 cucharada sopera de salsa chile (al gusto)

Salsa de aguacate
½ aguacate pequeño maduro
2 cebollas tiernas, picadas muy finas
½ cucharada sopera de zumo de limón
½ cucharada sopera de cilantro fresco picado
Sal y pimienta

2 raciones

1 Calentar el aceite en un cazo grande, añadir la cebolla, el ajo, las especias y el chile y freír a fuego lento durante 10 minutos. Incorporar los demás ingredientes, llevar a ebullición y cocer a fuego lento durante 30 minutos.

2 Mientras, preparar la salsa. Pelar el aguacate, quitar el hueso, y cortarlo a pequeños dados. Mezclarlo con los ingredientes restantes. Sazonar ligeramente, al gusto, y tapar.

3 Triturar todos los ingredientes de la sopa en un robot de cocina o una batidora. Poner en un cazo limpio, sazonar al gusto y calentar bien. Servir con la salsa.

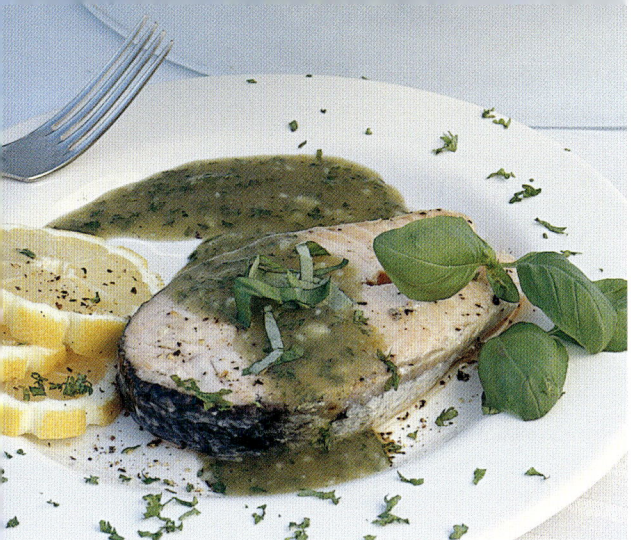

salmón pochado con salsa de albahaca caliente

1 pequeño manojo de albahaca
1 tallo de apio, cortado fino
½ zanahoria, cortada fina
½ calabacín pequeño, cortado fino
½ cebolla pequeña, cortada fina
2 rodajas de salmón, de unos 125 g cada uno
40 ml de vino blanco seco
50 ml de agua
½ cucharada de postre de zumo de limón
1 cucharada de postre de pasta para untar baja en calorías
Sal y pimienta
rodajas de limón, para adornar

2 raciones

1 Deshojar la mitad de la albahaca y reservar. Extender todas las hortalizas en el fondo de una cacerola grande con tapa, poner el salmón, presionándolo dentro de las verduras, y cubrir con la albahaca restante, reservando unas hojas para adornar. Verter el vino y el agua por encima y salpimentar ligeramente. Cuando empiece a hervir, tapar y cocer a fuego lento durante 10 minutos. Pasar el salmón a una fuente o plato de servir calientes.

2 Calentar de nuevo el líquido de pochar con las hortalizas a fuego lento cinco minutos. Verter en un robot de cocina o una batidora y añadir la albahaca cruda. Mezclar hasta convertirlo en puré y ponerlo en un cazo. Reducir a la mitad, hasta que se espese. Retirar el cazo del fuego, añadir el zumo de limón e incorporar la pasta baja en calorías. Verter la salsa sobre el salmón, adornar con las hojas de albahaca de reserva y servir con rodajas de limón.

sopa de verduras al curry

1 cucharada de aceite de girasol
1 cebolla grande, cortada
1 diente de ajo, picado
½ manzana para cocer, pelada, descorazonada y cortada
1 trozo de 1 cm de jengibre fresco, pelado y rallado
1 cucharada de curry en polvo
250 ml de caldo vegetal
125 g de patatas, peladas y cortadas a dados
125 g de zanahorias, peladas y cortadas a dados
125 g de calabaza, pelada, sin semillas y cortada a dados
125 g de ramilletes de brécol
125 g de judías verdes, cortadas
25 g de sultanas
125 g de gambas cocidas y peladas
½ cucharada sopera de coco fresco rallado
Sal y pimienta

2 raciones

1 Calentar el aceite en un cazo grande. Añadir la cebolla, el ajo, la manzana y el jengibre y freír a fuego lento durante 5 minutos, removiendo de vez en cuando. Incorporar el curry en polvo y freír otros 3 minutos, sin dejar de remover.

2 Añadir el caldo y llevar a ebullición, removiendo hasta que la salsa se espese ligeramente. Añadir sal y pimienta, bajar el fuego y cocer durante 2 minutos.

3 Añadir las patatas y las zanahorias. Tapar el cazo y dejar a fuego lento durante 10 minutos.

4 Añadir la calabaza, el brécol, las judías y las sultanas. Tapar y dejar a fuego lento durante 5-10 minutos o hasta que el brécol empiece a estar tierno, pero todavía crujiente. Incorporar las gambas y calentar todo a fuego muy lento. Espolvorear con el coco y servir caliente.

tagine de pollo, calabaza y boniato

1 cucharada sopera de aceite de oliva
2 pechugas de pollo, deshuesadas y sin piel
1 cebolla grande, picada fina
2 dientes de ajo, picados
1 rama de canela, partida por la mitad
250 g de boniatos cortados a dados
250 g de calabaza, cortada a dados
3 cucharadas soperas de menta y perejil picados y mezclados
150 ml de caldo de pollo
Sal y pimienta

Guarnición
Almendras cortadas a láminas
Tallos de perejil
Tallos de menta

2 raciones

1 Calentar el aceite en una cacerola grande y gruesa. Añadir el pollo y dorarlo bien. Retirarlo y mantenerlo caliente. Añadir las cebollas a la cacerola y cocinarlas hasta que estén blandas y ligeramente doradas, añadiendo el ajo y la canela cuando estén casi hechas.

2 Incorporar los boniatos y la calabaza y luego poner el pollo en la cazuela, añadir la mitad del perejil y la menta y el caldo. Tapar bien y cocer a fuego muy lento durante unos 45 minutos hasta que el pollo y las hortalizas estén tiernos.

3 Salpimentar ligeramente y luego incorporar el resto del perejil y la menta. Echar las almendras por encima y servir adornado con tallos de perejil y menta.

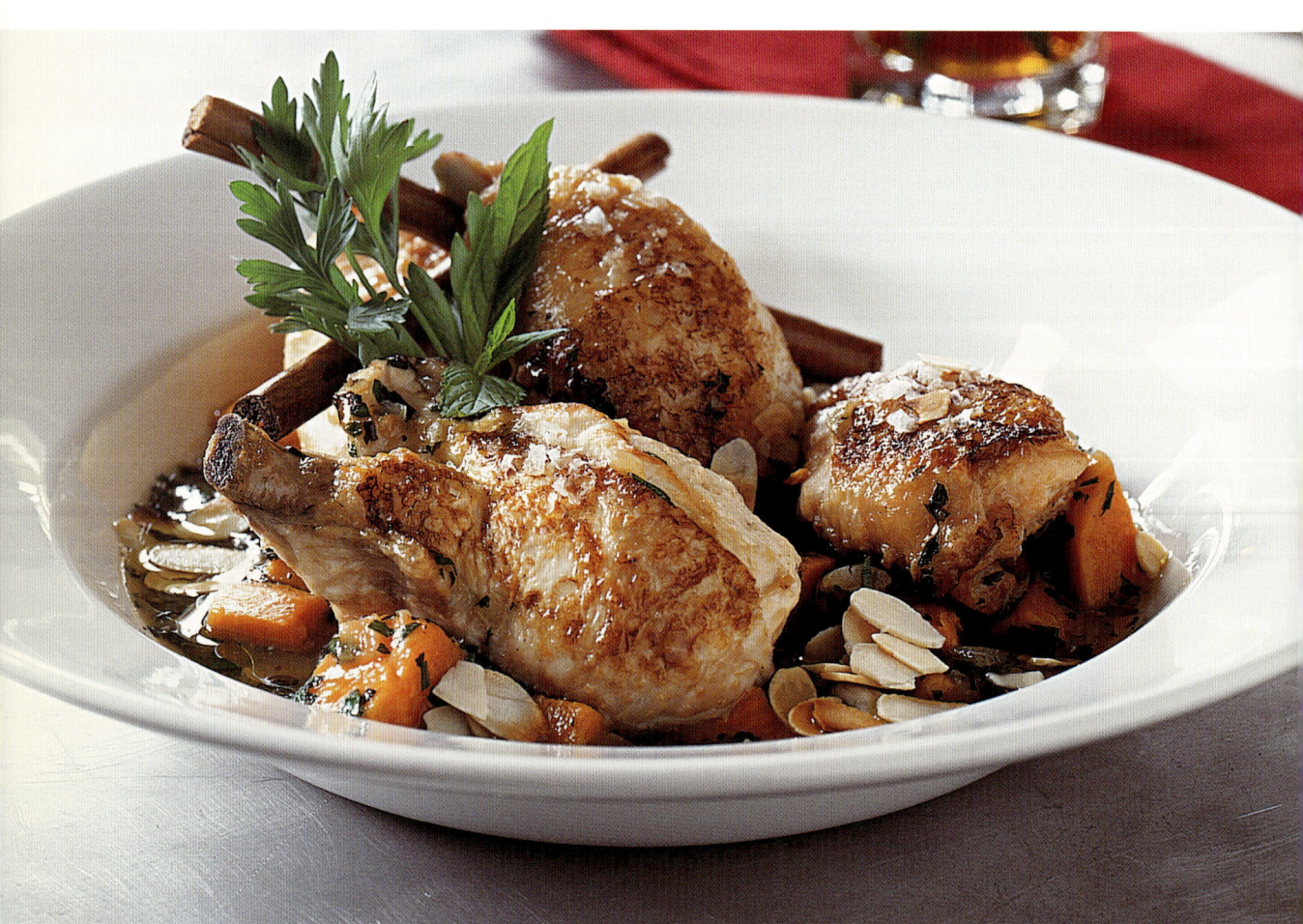

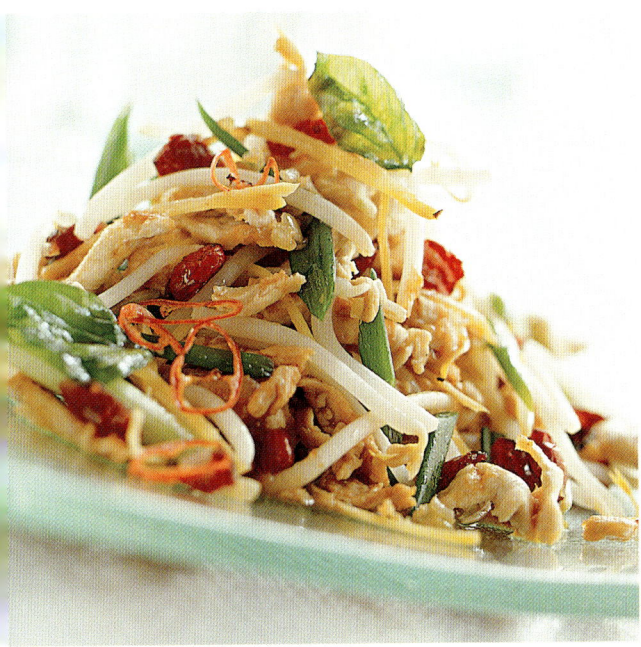

pollo sofrito con arándanos y jengibre

1 cucharada sopera de aceite vegetal
1 chalota, picada fina
1 trozo de 1 cm de jengibre fresco, cortado a palitos muy finos.
1 diente de ajo majado
2 pechugas de pollo, sin piel, cortadas a tiras delgadas
1 cucharada sopera de salsa *hoisin* o salsa de soja oscura
1 cucharada sopera de salsa de ostras (opcional)
½ cucharada sopera de salsa de soja ligera
15 g de arándanos rojos secos
2 cebollas tiernas, cortadas a láminas en diagonal
75 g de brotes de judías, más pimientos y zanahorias cortados a tiras

2 raciones

1 Calentar el aceite en un wok y sofreír las chalotas, el jengibre y el ajo durante 30 segundos. Añadir el pollo y rehogar durante 2 minutos o hasta que esté dorado.

2 Añadir las salsas *hoisin*, de ostra y soja y los arándanos y dejarlo 2 minutos más. Comprobar que el pollo esté hecho por completo, luego añadir las cebollas tiernas y los brotes de judías y otras hortalizas y rehogar durante 4 minutos. Servir inmediatamente.

tacos de ternera

250 g de carne de ternera magra, picada
40 g de cebolla, picada fina
50 g de pimiento verde, sin corazón ni semillas y cortado pequeño
1 diente de ajo majado
1 cucharada de postre de orégano seco
Una pizca de pimentón picante
Una pizca de comino molido
Una pizca de láminas de pimiento rojo picante seco
50 ml de concentrado de tomate
6 tacos de harina de maíz
Sal y pimienta
Pimentón para adornar

guarnición:
Col roja cortada a tiras
Cebolla roja cortada a tiras
Zanahoria rallada
1 cucharada sopera de yogur natural desnatado

2 raciones

1 Poner la tenera picada en una sartén y freír a fuego lento en su propia grasa, hasta que esté cocido y dorado, desmenuzándolo mientras se hace. Eliminar el exceso de grasa. Añadir la cebolla, el pimiento verde y el ajo y cocinar, removiendo de vez en cuando, hasta que esté tierno. Incorporar el orégano, sal y pimienta al gusto y luego añadir el tomate concentrado y mezclarlo bien. Tapar y cocer lentamente durante 10 minutos, removiendo de vez en cuando.

2 Mientras, calentar los tacos en un horno a 180 °C. Servir el buey dentro de los tacos calientes, acompañado de col roja y cebolla cortadas a tiras y zanahoria rallada. Rociar con yogur y espolvorear con pimentón.

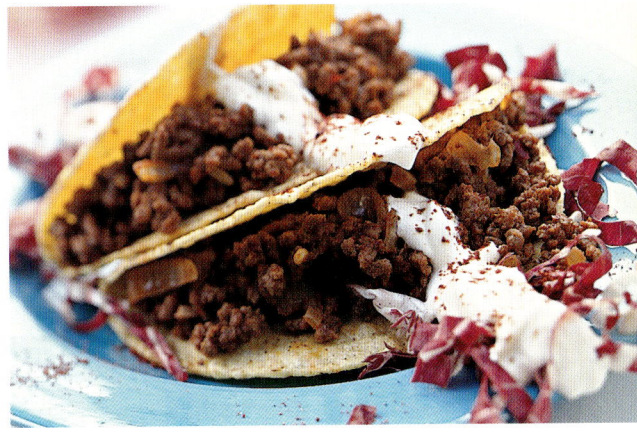

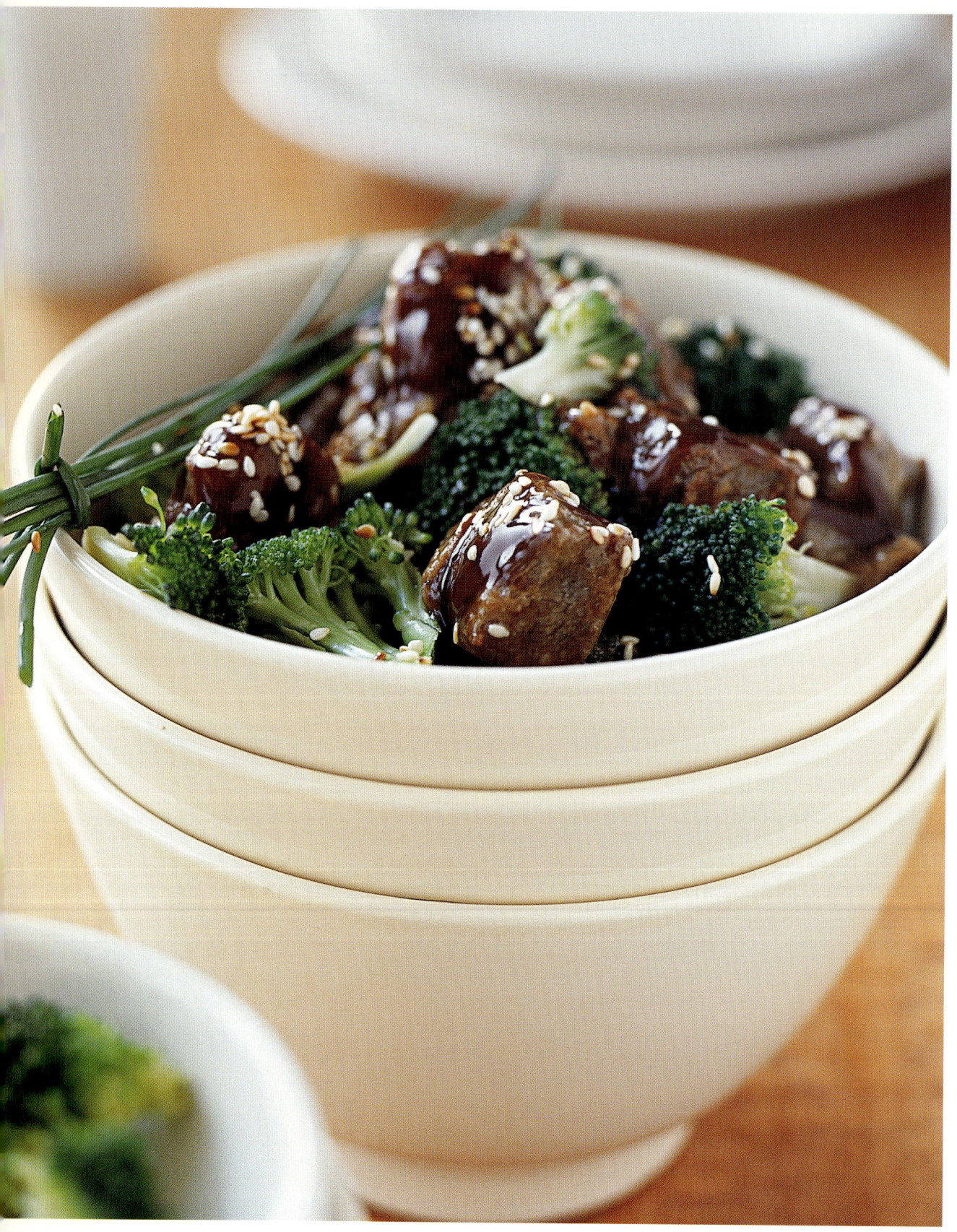

ternera y brécol con salsa de ostras

175 g de filete de cadera, limpio de grasa
½ clara de huevo
1 cucharada sopera de salsa de soja
1 diente de ajo majado
1 trozo de 1 cm de jengibre fresco, rallado
½ cucharada sopera de harina de maíz
1 cucharada sopera de aceite de oliva
125 g de brécol separado en pequeños ramilletes
50 ml de vino chino de arroz o jerez seco
1 ½ cucharadas soperas de salsa de ostras

Guarnición
1 cucharada sopera de semillas de sésamo tostadas
Un pequeño ramillete de cebollinos cortados a lo largo (opcional)

2 raciones

1 Envolver la ternera en papel transparente y meterla en el congelador durante 1-2 horas, hasta que empiece a estar dura.

2 Sacar la carne del congelador y desenvolverla. Cortarla en rectángulos del tamaño de un sello de correos grande, a través de la veta. Batir la clara de huevo en un plato que no sea metálico, añadir la salsa de soja, el ajo, el jengibre y la harina de maíz y volver a batir para mezclarlo todo. Incorporar la ternera, darle vueltas hasta cubrirla bien y luego marinar a temperatura ambiente durante 30 minutos o hasta que la carne esté completamente descongelada.

3 Calentar el aceite en un wok hasta que esté muy caliente, pero sin llegar a humear. Añadir la mitad de los rectángulos de ternera y remover para que se separen unos de otros. Freír entre 30 y 60 segundos hasta que la ternera cambie de color por todos lados, sacarla con una espumadera y escurrirla encima de papel de cocina. Repetir con el resto de la carne.

4 Incorporar el brécol al wok, rociarlo con el vino de arroz o el jerez y darle vueltas a fuego moderado durante 3 minutos. Poner la ternera en el wok y añadir la salsa de ostras y la salsa de soja. Subir el fuego y sofreír, sin dejar de remover con energía, durante 3-4 minutos o hasta que la ternera y el brécol estén tiernos. Servir caliente, espolvoreándola con semillas de sésamo tostadas. Adornar con los cebollinos cortados a lo largo (opcional).

ensalada caliente de buey a la tailandesa

½ escarola, cortada a tiras
40 g de brotes de judías
1 papaya madura, pelada y cortada a tiras finas
¼ pepino grande, cortado a palitos del tamaño de cerillas
2 cebollas tiernas, cortadas a palitos del tamaño de cerillas
1 cucharada de aceite vegetal
250 g de filete de cadera o lomo, cortado a tiras a través de la veta
1 diente de ajo, picado muy pequeño
1 pimiento chile verde, picado muy fino
4 cucharadas soperas de zumo de limón
½ cucharada sopera de salsa Thai de pescado
½ cucharada de postre de azúcar

2 raciones

1 Poner un montón de escarola y brotes de judías en dos platos individuales y colocar la papaya, el pepino y las cebollas a un lado. Tapar, sin apretar, y reservar.

2 Calentar el aceite en una sartén de fondo grueso o en un wok a fuego moderado. Poner el buey, el ajo y el chile, subir el fuego y sofreír removiendo durante 3-4 minutos o hasta que los ingredientes se hayan dorado por todos lados. Incorporar el zumo de limón y la salsa de pescado, añadir el azúcar y seguir removiendo hasta que chisporrotee.

3 Apartar el wok del fuego. Sacar el buey del aliño con una espumadera y repartirlo entre los dos montones de escarola y brotes de judías, colocando la papaya a un lado y el pepino y las cebollas tiernas encima. Verter el aliño por encima y servir enseguida.

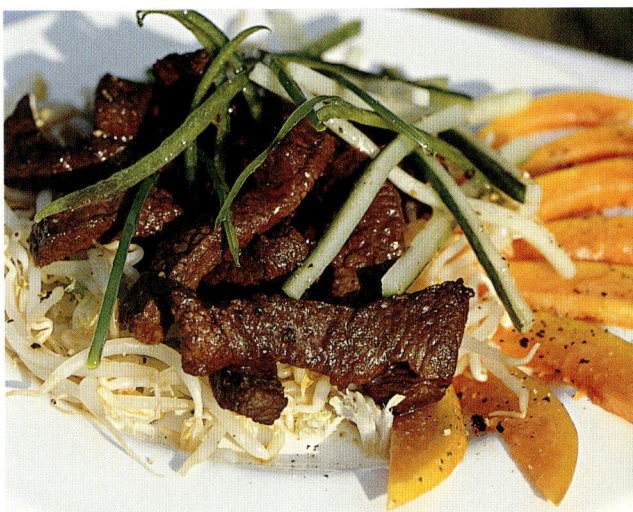

ceñirse al plan

Ya hemos hablado de algunos de los motivos por lo que hay personas que no acaban las dietas (y confiamos haber demostrado que no deberían ser un problema en este régimen). No obstante, puede que sienta antojos de algunos alimentos que están excluidos del plan. A continuación le damos algunos consejos para ayudarla a evitarlo.

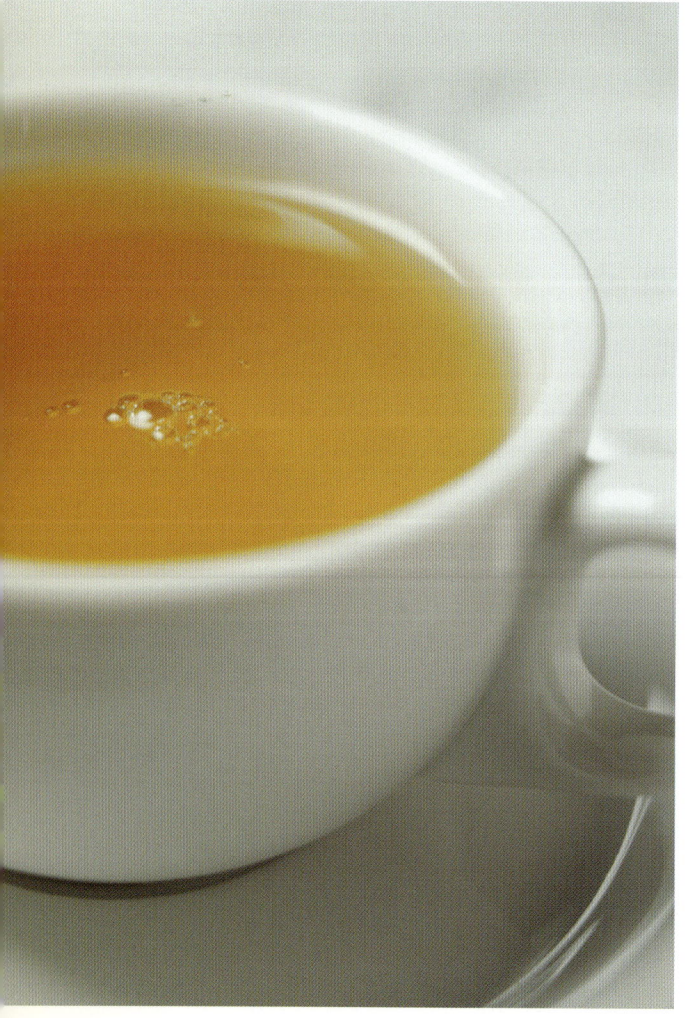

CAFEÍNA

Es la sustancia que probablemente le cause más problemas, ya que prescindir de la cafeína puede provocarle dolor de cabeza. Hay también un elemento psicológico; en un estudio realizado en la Universidad de Harvard, las personas a quienes se dijo que se les reducía su dosis de café sufrieron síntomas peores que aquellas a las que se dio café descafeinado, sin decírselo. Afortunadamente puede tomar café, pero solo un máximo de tres tazas al día. Si cree que necesita tomar más, pruebe con estas ideas:

- Sustitutos del café, tales como la achicoria y la cebada o tés como el de jengibre y limón estimulan cuerpo y mente y, además, satisfacen la necesidad de tomar una bebida caliente.
- El remedio homeopático *coffea cruda* (que se elabora con granos de café) puede aliviar los síntomas físicos como el dolor de cabeza o el nerviosismo. Se encuentra en las tiendas de alimentos naturales.
- Ponga 3 o 4 gotas de aceite esencial de lima, limón o pomelo en un pañuelo e inhale para conseguir un aumento de energía.
- Pruebe a estimular el punto de acupresión de la muñeca para aumentar la energía. Busque el pliegue más cerca de la palma y presione esa zona, directamente, con el pulgar entre 5 y 10 veces.

AZÚCAR

Si quiere combatir la celulitis, tiene que reducir el azúcar. Solo se necesitan diez días para que sus papilas gustativas se acostumbren a vivir sin azúcar. No obstante, ponga en práctica los siguientes consejos.

- Tome rhodiola, una hierba que puede ayudarla a equilibrar el cuerpo contra el estrés y la fatiga. Se han hecho pruebas que han demostrado que aumenta el nivel de serotonina en el cerebro en un 30 por ciento y equilibra el azúcar en la sangre.
- Aspire un poco de aceite de vainilla; los estudios realizados en el Hospital St. George, de Londres, han demostrado que reduce el ansia de azúcar.
- Pruebe la gymnema silvestre, un complemento que actúa sobre las papilas gustativas de forma que no puedan detectar el azúcar. El efecto dura unas dos horas, así que úselo cuando sepa que el ansia será muy fuerte. Tome una taza de la infusión o un complemento de 100 ml.

ALCOHOL

Muchos confiamos en una copa de vino o dos para relajarnos por la noche. Se le permite una copa de vino o de otra bebida alcohólica por noche, pero le resultará más fácil si controla su estrés. Hay tres soluciones para bajar la presión de la sangre si siente que se está poniendo tensa.

- Calentarse las manos. Cuando estamos tensos, baja la temperatura; al calentarnos las manos podemos hacer que suba y relajar el sistema.
- Oler aceite de lavanda. La lavanda desencadena ondas alfa sosegadoras en el cerebro, en cuestión de minutos.
- Respirar hondo. Inspire mientras cuenta hasta diez, llenándose el abdomen, luego el pecho y luego tratando de ensanchar la caja torácica. A continuación, espire mientras cuenta hasta veinte, deshinchando todas esas zonas.
- Si sigue teniendo problemas, pruebe la hierba china *kudzu*. En una prueba un 64 por ciento de voluntarios dijo que bebía menos después de haberla tomado.

GRASA

Podemos no sentirnos satisfechos con una comida a menos que hayamos tomado algo de grasa. La razón es que esa grasa estimula nuestro cerebro para que se sienta contento y saciado. Si tiene problemas, acabe cada comida con una cucharada de nata o queso frescos o yogur natural, bajos en grasas o una loncha fina de queso Edam u otro similar, bajo en grasas. La textura espesa y cremosa puede crear la sensación de grasa.

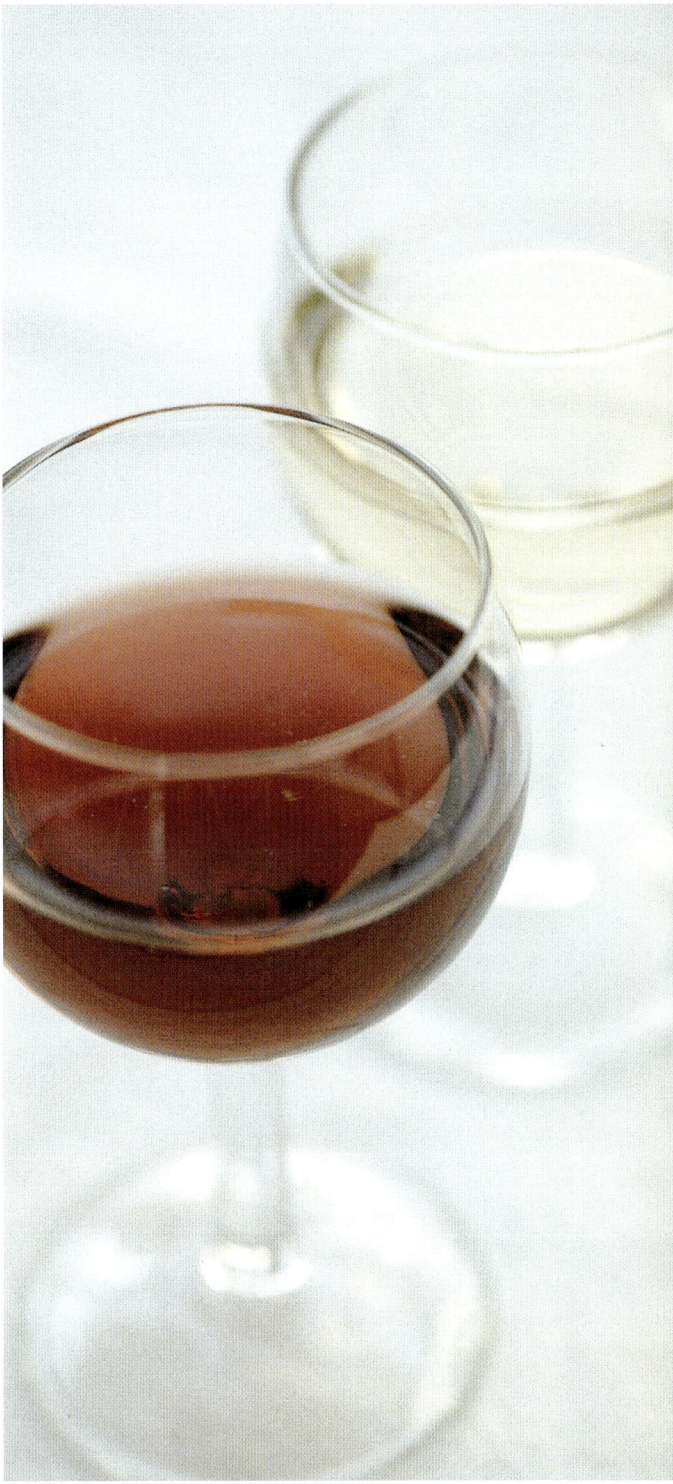

comer fuera

Cuando más vulnerables somos a la tentación de abandonar el plan de comidas es cuando comemos fuera. Con frecuencia es algo psicológico; pensamos que porque comemos fuera tendríamos que darnos el capricho de tomar todo lo que quisiéramos y se nos olvidan todos los hábitos de comida «normales».

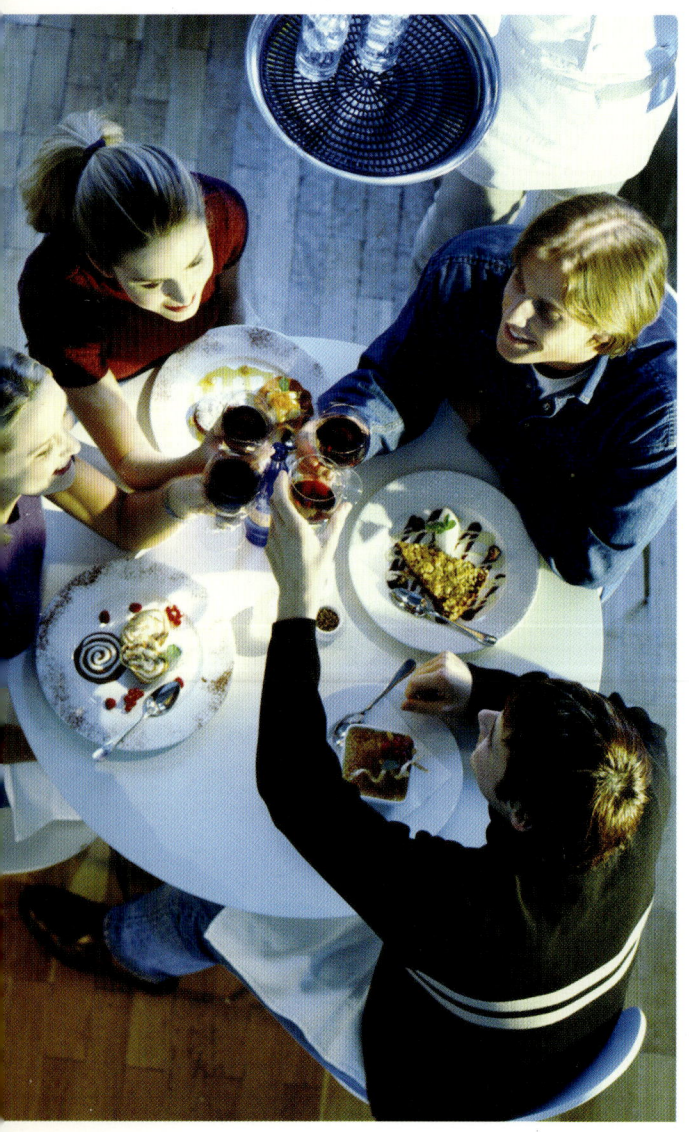

Si come demasiado una o dos veces en las seis semanas del programa, no tiene importancia. Siempre que vuelva directamente al programa dietético después, seguirá perdiendo grasa, líquidos y su celulitis en esas seis semanas.

No obstante, si come fuera de forma habitual, podría sabotear la dieta contra la celulitis. Raciones enormes, bocadillos preparados en un bar o comidas rápidas para comer corriendo pueden sobrepasar el límite de calorías en un segundo e impedir que consiga resultados. Pensando en esto, lo que sigue es una lista de comidas que encajarán en su plan contra la celulitis. Son platos que puede pedir con la conciencia (relativamente) tranquila, si va de arriba abajo todo el día.

Sin embargo, recuerde el estudio siguiente: los investigadores de la Universidad de Menfis demostraron que las mujeres que comen fuera más de cinco veces a la semana, toman, como promedio, 1.155 kJ (275 kcal) más al día y un 4 por ciento más de grasa que las que comen en casa. Esto reduciría su pérdida de peso a la mitad. A menos que se prepare la comida usted misma, es imposible saber, exactamente, qué hay en ella.

objetivo 1: la dieta

valores energéticos de comida típica de restaurante

	kJ	kcal
Restaurante de cocina mediterránea		
cóctel de gambas	1,090	260
melón	420	100
gazpacho	1,050	250
bistec sin grasa a la parrilla, con hortalizas o ensalada	1,050	350
pollo sin piel, a la parrilla o asado, con hortalizas o ensalada	1,050	250
ensalada con embutido	1,890	450
pescado o gambas a la parrilla o salteados, con hortalizas o ensalada	1,470	350
patata asada con piel	840	200
Restaurante indio		
pollo *tikka* (ración de entrante)	1,050	250
pollo Tandoori, una pechuga	1,470	350
curry de gambas o pollo	1,470	350
curry de hortalizas	1,470	350
poppadum	315	75
arroz hervido (una cucharada llena)	170	40
Restaurante chino o japonés		
pollo y maíz tierno o sopa agria y picante	630	150
buey/pollo en salsa de alubias negras o de ostras	1,470	350
hortalizas salteadas	1,050	250
arroz al vapor (una cucharada llena)	170	40
chop suey	1,260	300
sushi (una pieza)	210	50
sashimi (una pieza)	105	25
Restaurante italiano		
sopa *minestrone*	525	125
ensalada de tomate y mozzarella (ración de entrante)	1,155	275
jamón de Parma con melón (ración de entrante)	630	150
ensalada de marisco (ración de entrante)	1,050	250
platos de ternera, acompañados con ensalada	1,470	350
pasta* con salsa de tomate o pescado	2,100	500

* La pasta no forma parte del plan contra la celulitis porque contiene trigo. Si come en un italiano y no toma carne, puede ser inevitable; por eso la hemos incluido aquí. No obstante, puede experimentar algún aumento de líquido el día después de tomarla.

	kJ	kcal
Restaurantes de comida rápida		
seis *nuggets* de pollo o un trozo de pollo empanado	925	220
coleslaw —ensalada de repollo, zanahoria y cebolla con mayonesa— (una ración pequeña)	500	120
ensaladas como plato principal (cuidado con los aliños cremosos y los fideos, pueden doblar la cantidad de kJ)	1,470	350
ración pequeña de chile	925	220
patata asada con piel	840	200
el bar de bocadillos		
patata asada con piel más judías estofadas, *ratatouille*, queso fresco o *coleslaw* (sin mantequilla)	1,680–2,100	400–500
ensaladas como plato principal (pollo, gambas, huevo, atún, sin aliño)	1,470	350

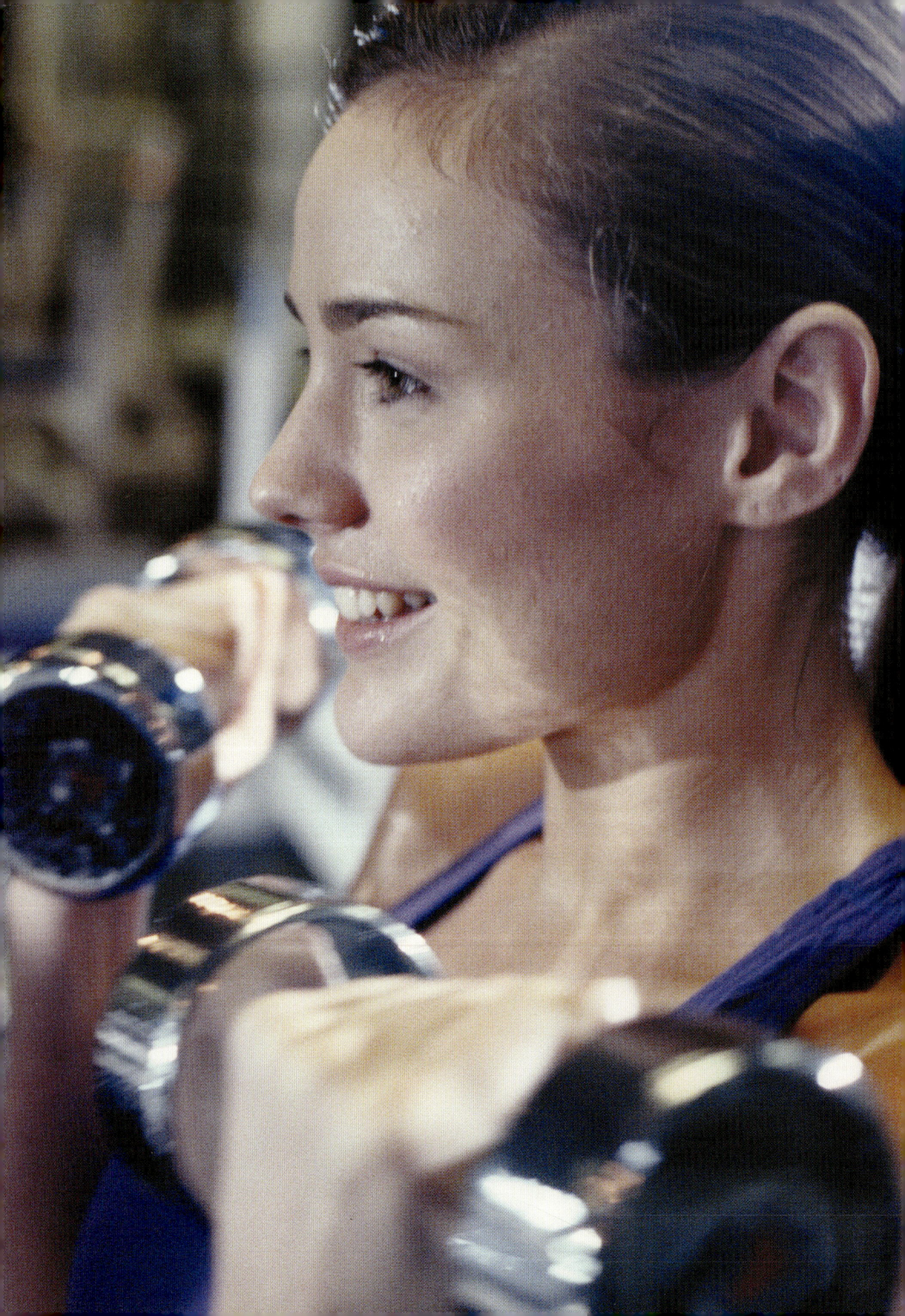

objetivo 2: ejercicio físico

Es uno de los medios más eficaces para mejorar el aspecto de unos muslos granulosos. En un estudio realizado por la YMCA de South Shore, en Massachusetts, Estados Unidos, hicieron que un grupo de mujeres realizara un sencillo programa de ejercicios durante ocho semanas. Al final del estudio, el 70 por ciento dijeron que su celulitis había mejorado y que, como media, habían perdido 3,5 centímetros en las caderas. En otra prueba realizada por la Universidad de Maryland, un número de mujeres descontentas del aspecto de sus caderas y muslos se sometieron a una dieta y un programa de caminatas diarias. Al final, la circunferencia de sus muslos había disminuido un 4 por ciento.

Cuando hacemos gimnasia, quemamos hasta quince veces más calorías que cuando estamos sentadas, sin movernos. Incluso cuando paramos, el ritmo metabólico sigue siendo mayor, así que continuamos quemando calorías entre el seis y el diez por ciento más rápido durante doce horas, lo cual aumenta nuestra capacidad para perder peso. También se gana masa muscular y medio kilo de músculo quema 35 calorías por hora. El músculo impide que la septa tire de la piel hacia abajo.

Asimismo, el ejercicio estimula la circulación. Cinco veces más sangre circula por las arterias y las venas cuando hacemos ejercicio y esa sangre está inundada de oxígeno para alimentar las células que forman la septa.

Por añadidura, el ejercicio estimula el flujo linfático. A diferencia de la circulación, el sistema linfático no cuenta con una bomba que lo impulse por el cuerpo. Depende de la contracción muscular para que lo empuje y, cuando hacemos ejercicio, los músculos se contraen. Si sumamos todos estos factores, es fácil ver por qué el ejercicio actúa tan eficazmente para reducir la celulitis. No obstante, no todos los tipos de ejercicio funcionan de la misma manera. Para conseguir los máximos beneficios, es necesaria una combinación de los cuatro tipos de ejercicios claramente diferentes, adaptados a sus necesidades personales. En la solución del ejercicio, aprenderá exactamente cuáles son, cómo usarlos y cómo disfrutar haciéndolo.

índice

tipo 1: ejercicios aeróbicos **62**

tipo 2: ejercicios de tonificación **68**

tipo 2: ejercicios para estimular la linfa **74**

tipo 4: ejercicios posturales **79**

consejos para motivarse **82**

tipo 1
ejercicios aeróbicos

Los ejercicios aeróbicos fortalecen el corazón y los pulmones, lo cual significa que pueden ayudar a combatir la celulitis estimulando la circulación sanguínea y linfática. No obstante, su principal beneficio es que ayudan a quemar calorías y grasas. Si tiene exceso de peso (vea la página 15), esta es la parte más importante, para usted, de la solución del ejercicio.

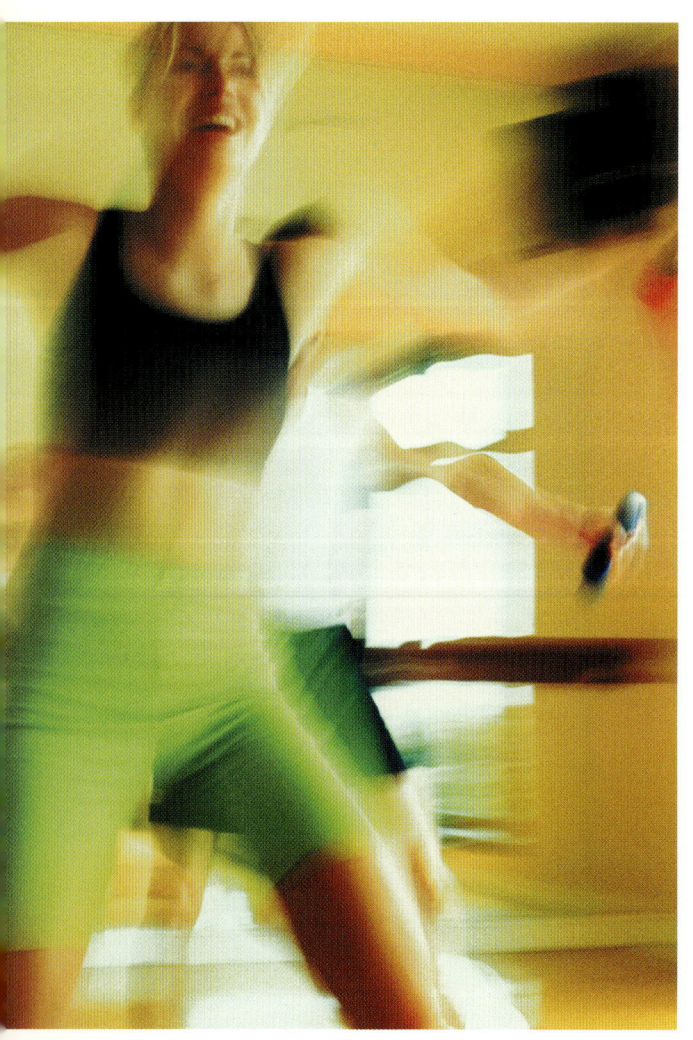

Si no tiene exceso de peso, conseguirá los máximos beneficios estéticos de los otros ejercicios del programa, aunque los ejercicios aeróbicos beneficiarán igualmente su salud. Solo necesita practicar una actividad aeróbica el tiempo suficiente para dar a su circulación un buen arranque. Esto significa 30 minutos al día subiendo escaleras, caminando hasta la parada del autobús, trabajando en el jardín, bailando en la discoteca o haciendo deporte y ejercicio estructurado.

PLAN DE LUCHA CONTRA LA GRASA

Procure quemar entre 1.500 y 3.500 calorías a la semana, en 3-5 sesiones de ejercicios. Su energía y nivel de forma dictará cuánto puede conseguir; empiece poniéndose como meta 1.500 calorías y luego aumente la cantidad. En la tabla de la página de al lado verá cuántas calorías, aproximadamente, puede quemar en 30 minutos haciendo algunos ejercicios aeróbicos sencillos.

No obstante, en las próximas páginas encontrará también una sencilla ronda de entrenamiento, estupenda para quemar grasas ya que mantiene su cuerpo en movimiento, pero, además, como cambia de un movimiento a otro, también impide el aburrimiento. Todo el proceso dura 20 minutos (más cinco minutos de calentamiento) y quemará, aproximadamente, 250 calorías cuando lo realice una mujer con un peso medio de 62,5 kilos. Hágalo tres veces a la semana, más una caminata rápida diaria de 20 minutos y quemará 1.500 calorías a la semana.

No subestime nunca el pequeño consumo de calorías que puede insertar su jornada normal. Una persona que suba solo dos tramos extra de escaleras al día, quema suficientes calorías al año para perder 1,4 kilos. Piense en cómo puede incluir alguna actividad en su jornada; subir y bajar escaleras, dar una vuelta a la manzana antes de ir a la cafetería, ir andando a llevar los informes en lugar de enviarlos por e-mail.

Incluso andar arriba y abajo mientras está al teléfono representa una diferencia. El oficinista medio recibe 48 llamadas telefónicas al día. Aunque una llamada dure solo un minuto, si se mueve arriba y abajo mientras la atiende, habrá caminado el equivalente a 2,5 kilómetros al día y quemado medio kilo de grasa al mes.

Si de verdad quiere cultivar este aspecto particular del programa de ejercicios, cómprese un podómetro y procure dar diez mil pasos cada día. Es el equivalente de una caminata de ocho kilómetros.

ejercicios para mezclar y combinar

Esta tabla muestra cuántas calorías quema una mujer en 30 minutos de ejercicio normal (para convertirlas en kilojulios, multiplique por 4,2).

SU PESO	57 kg	63,5 kg	70 kg	76 kg
Aeróbic (bajo impacto)	166	185	203	222
Aeróbic (alto impacto)	212	235	259	282
Clase de steps (fuerte)	302	336	370	403
Aeróbic acuático	121	134	148	161
Bicicleta estática (moderado)	212	235	259	282
Bicicleta estática (rápido)	318	353	388	403
Máquina de remos (moderado)	212	235	259	282
Stepper (moderado)	181	202	222	242
Bicicleta (exterior)	242	269	296	323
Golf (cargando con sus palos)	166	185	203	222
Ir de excursión	181	202	222	242
Montar a caballo	121	134	148	161
Patinar sobre ruedas o sobre hielo	212	235	259	282
Saltar	300	336	370	403
Squash	210	235	259	282
Jogging (9,5 km/hora)	300	336	370	403
Nadar	180	202	222	242
Tenis	210	235	259	282
Caminar (6,5 km/hora)	135	151	166	181

la ronda

Empiece con el calentamiento y luego siga este programa de 20 minutos en el orden que anotamos abajo, repitiendo cuatro veces los ejercicios que siguen a saltar a la cuerda. Cuando haya terminado, haga el programa de estiramiento que mostramos en las páginas siguientes.

Por regla general, en todos los ejercicios de la ronda debe procurar trabajar al 60-80 por ciento de su ritmo cardiaco máximo; es como si trabajara en una escala de 7-8, con 10 como el máximo que puede gobernar. Debe poder hablar mientras hace ejercicio, pero no más de cinco o seis palabras.

calentamiento (5 minutos)	Empiece andando, sin moverse del sitio, lentamente durante un minuto, luego aumente la velocidad hasta un caminar rápido, sin avanzar, durante otro minuto. Durante los tres minutos restantes, vaya aumentando la velocidad hasta llegar a correr, sin avanzar, tratando de ir lo más rápido posible durante el último minuto.
saltar a la cuerda (1 minuto)	Salte a la cuerda lo más rápido posible durante un minuto.
sprint (1 minut)	Corra lo más rápido posible desde un extremo del jardín —o de la sala— a otro, asegurándose primero de que no hay nada por en medio. Si le resulta difícil mantener un esfuerzo intenso todo el tiempo, corra a toda velocidad al ir y vuelva trotando más despacio, subiendo hasta alcanzar un sprint completo conforme pasen las semanas.
peldaños (1 minuto)	Suba con un pie y luego el otro al primer peldaño de un tramo de escaleras. Baje hacia atrás, primero un pie y luego el otro. Repita lo más rápido que pueda, pero procure mantener un ritmo fuerte y constante. Cuando suba, cuide de no llevar la rodilla demasiado hacia delante.
saltar en forma de estrella (1 minuto)	Salte hacia arriba lo más rápido posible y, al hacerlo, abra las piernas y luego los brazos. Repítalo, devolviendo brazos y piernas a la posición inicial. Repita tantas veces como pueda. Para amortiguar el impacto en las rodillas y la espalda, procure doblar ligeramente las rodillas al tocar tierra y antes de saltar.
correr sin avanzar (1 minuto)	Procure correr rápido durante todo un minuto. Si no está muy en forma, es más importante mantener un ritmo constante durante todo un minuto que lanzarse a toda velocidad durante 30 segundos y luego tener que parar. Empiece lentamente y vaya subiendo el ritmo hasta donde se sienta cómoda.

estiramientos

Al final de cualquier ejercicio aeróbico o tonificante, debe estirar los músculos para reducir el riesgo de dolor o lesión al día siguiente. Aquí le ofrecemos un simple programa de estiramiento.

1 estiramiento de muslos

- De pie, con la espalda recta, levante el tobillo derecho hacia atrás, doblando la rodilla. Cójase el pie y tire de él, lentamente, hacia las nalgas. Notará el estiramiento en el muslo.
- Sostenga la posición durante 30 segundos, llevando el otro brazo hacia delante para mantener el equilibrio, si lo necesita.
- Baje el pie. Repita el ejercicio con el otro pie.

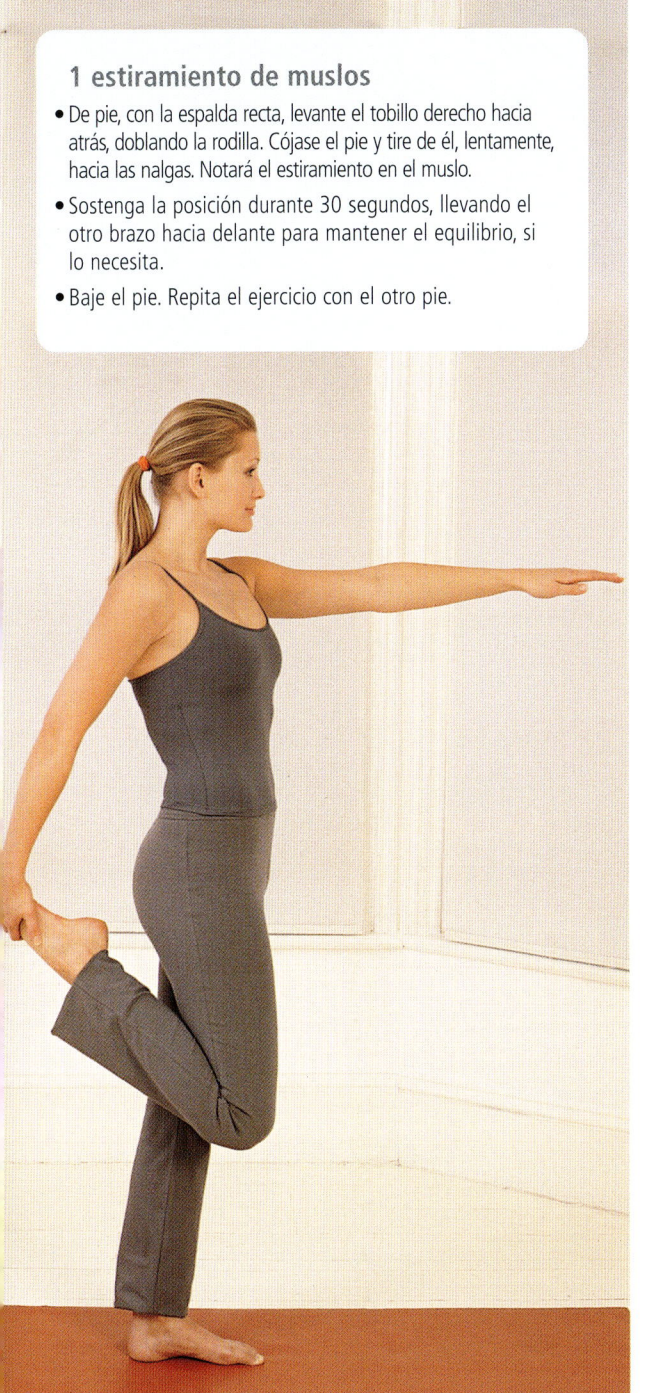

2 estiramiento del ligamento de la corva

- De pie, con la espalda recta, lleve la pierna derecha, recta, hacia atrás, con los dedos tocando el suelo.
- Manteniendo la pierna derecha recta (pero sin bloquear las rodillas), doble lentamente la izquierda y empuje las nalgas hacia atrás como si fuera a sentarse. Debe sentir el tirón a lo largo de la parte de atrás del muslo. Mantenga la postura durante 20-30 segundos, afloje y cambie de pierna.
- No haga este estiramiento si tiene problemas de espalda.

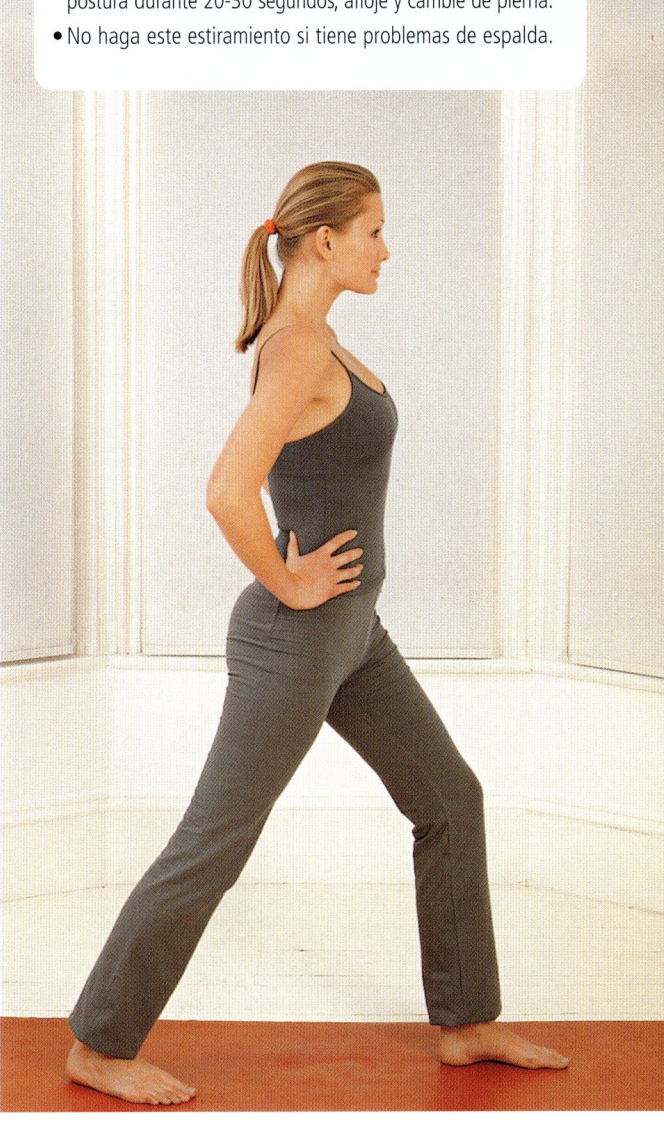

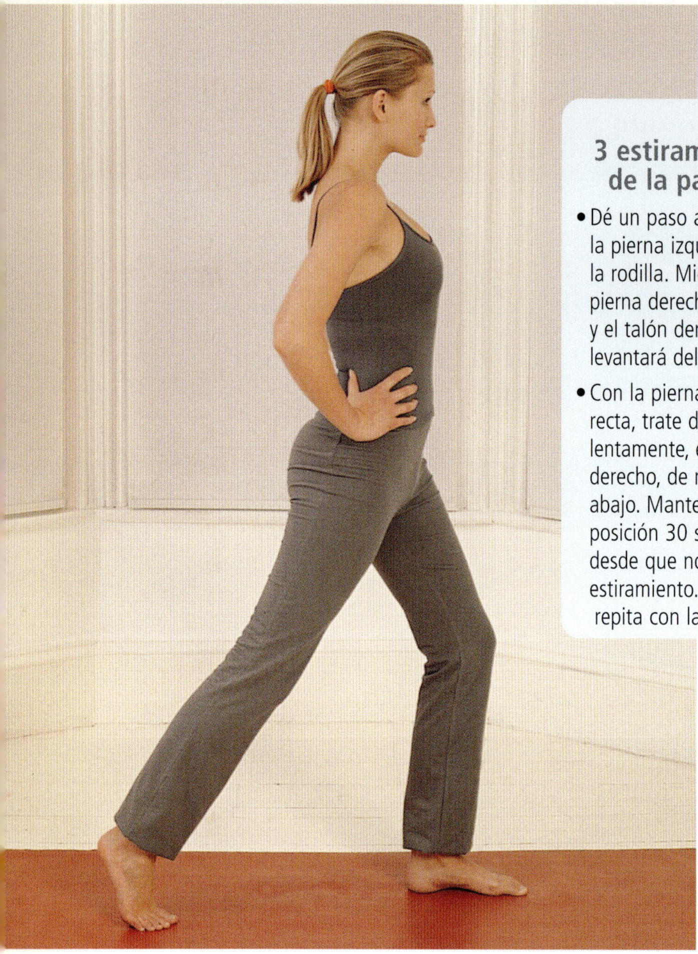

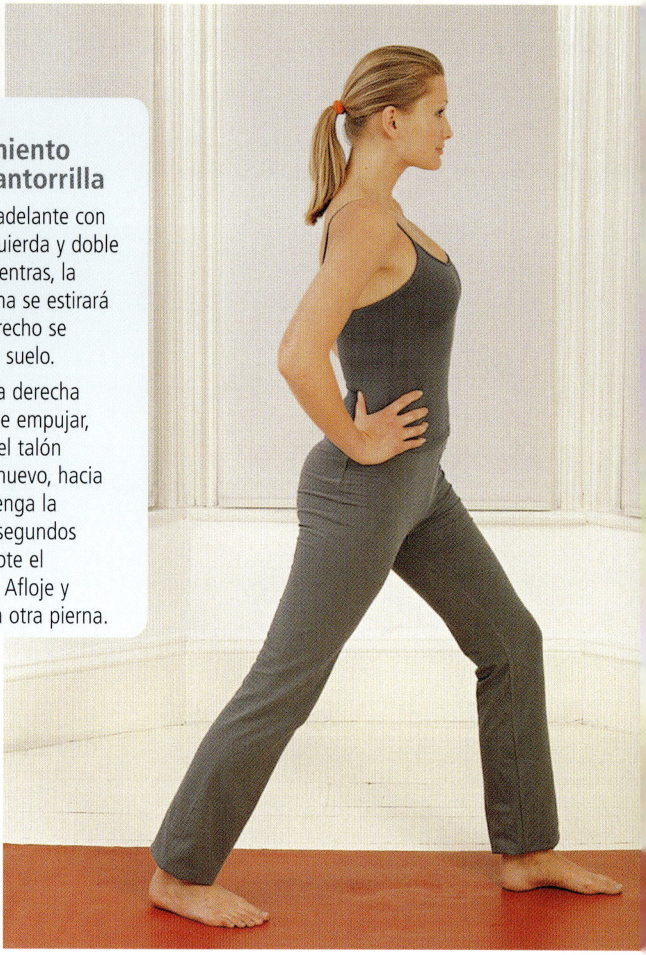

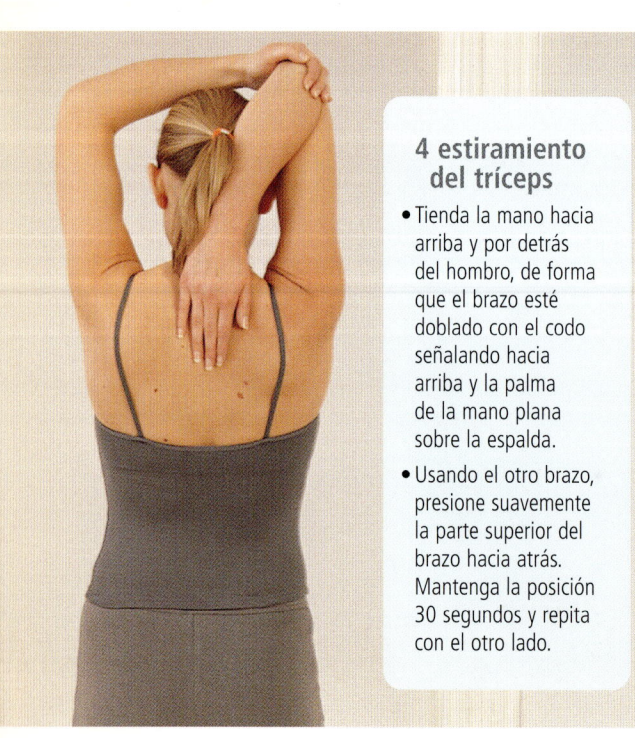

3 estiramiento de la pantorrilla

- Dé un paso adelante con la pierna izquierda y doble la rodilla. Mientras, la pierna derecha se estirará y el talón derecho se levantará del suelo.
- Con la pierna derecha recta, trate de empujar, lentamente, el talón derecho, de nuevo, hacia abajo. Mantenga la posición 30 segundos desde que note el estiramiento. Afloje y repita con la otra pierna.

4 estiramiento del tríceps

- Tienda la mano hacia arriba y por detrás del hombro, de forma que el brazo esté doblado con el codo señalando hacia arriba y la palma de la mano plana sobre la espalda.
- Usando el otro brazo, presione suavemente la parte superior del brazo hacia atrás. Mantenga la posición 30 segundos y repita con el otro lado.

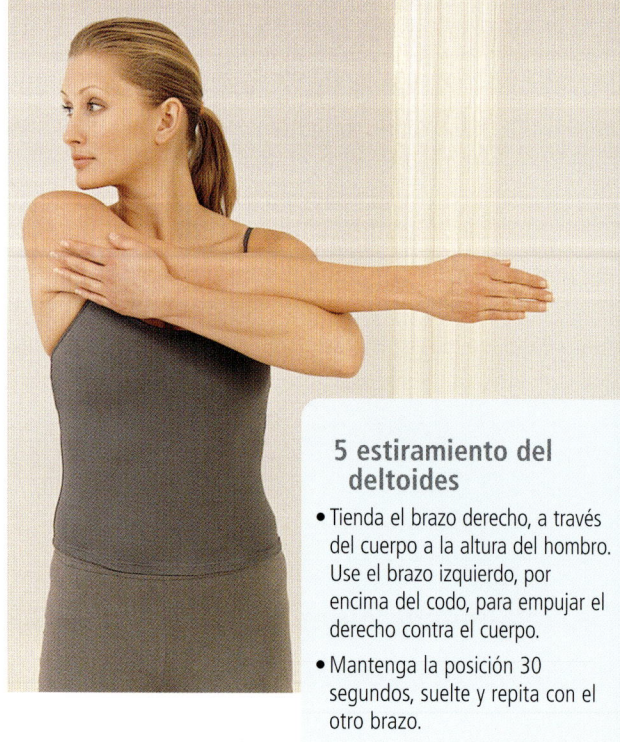

5 estiramiento del deltoides

- Tienda el brazo derecho, a través del cuerpo a la altura del hombro. Use el brazo izquierdo, por encima del codo, para empujar el derecho contra el cuerpo.
- Mantenga la posición 30 segundos, suelte y repita con el otro brazo.

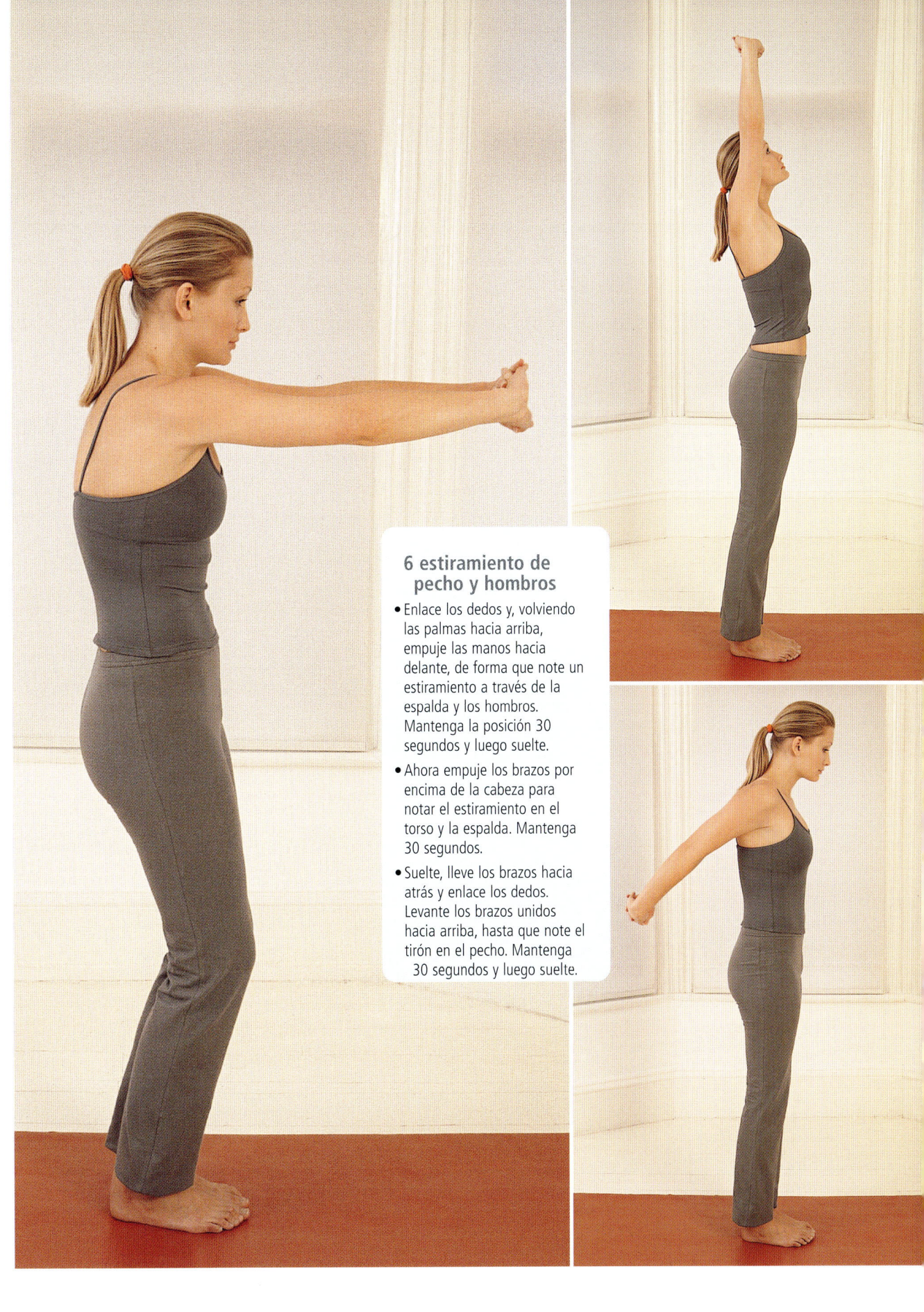

6 estiramiento de pecho y hombros

- Enlace los dedos y, volviendo las palmas hacia arriba, empuje las manos hacia delante, de forma que note un estiramiento a través de la espalda y los hombros. Mantenga la posición 30 segundos y luego suelte.

- Ahora empuje los brazos por encima de la cabeza para notar el estiramiento en el torso y la espalda. Mantenga 30 segundos.

- Suelte, lleve los brazos hacia atrás y enlace los dedos. Levante los brazos unidos hacia arriba, hasta que note el tirón en el pecho. Mantenga 30 segundos y luego suelte.

tipo 2
ejercicios de tonificación

Si es delgada, el programa de tonificación será muy importante para usted. Aparte de acumular un exceso de líquido, la principal razón de que las mujeres delgadas desarrollen celulitis es que tienen un tono muscular deficiente. Cuanto menos músculo tenga en las caderas y los muslos, más tirará la septa de la piel y más bultos y hoyuelos se verán. Aparte de ocultar la celulitis, los músculos queman calorías incluso cuando estamos sentados, así que al tonificarlos aumentará su índice metabólico y estimulará sus esfuerzos para perder peso, además de conseguir una piel más tensa y tersa.

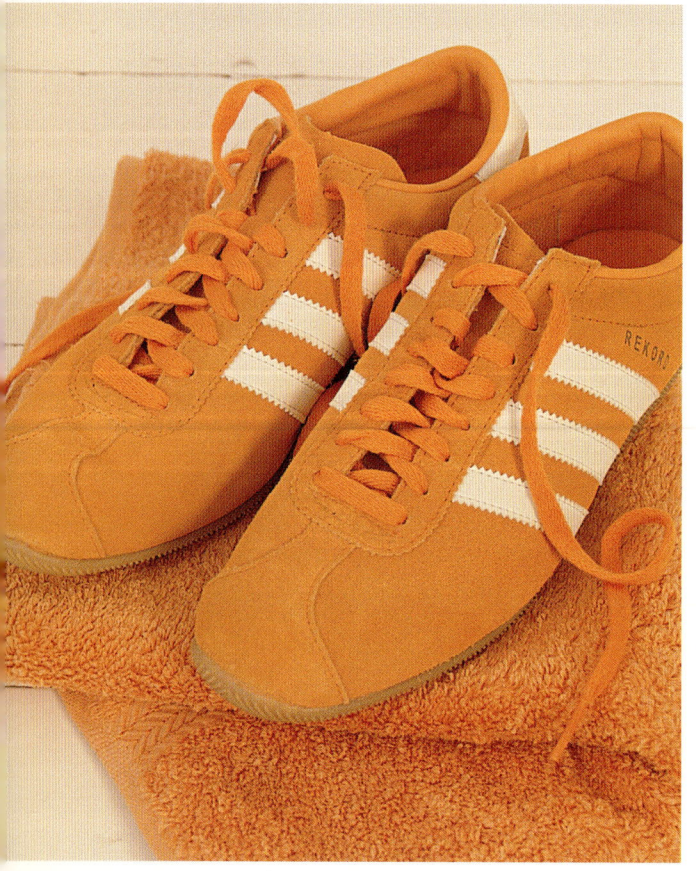

El siguiente programa de tonificación ocupa 20 minutos, entre 3 y 5 veces a la semana en días alternos. Este espacio es realmente importante: no hacemos musculatura cuando nos entrenamos, la hacemos los días en que descansamos. No le preocupe que en estos ejercicios se usen pesas; no desarrollará unos músculos enormes al hacer estos movimientos. También puede trabajar sin pesas, pero no conseguirá los mismos resultados.

Hay ejercicios de brazos, hombros y espalda; no se los salte pensando que son solo las caderas y los muslos lo que necesita cambiar. Cuanta más musculatura tenga en el cuerpo, más calorías quemará y una parte superior del cuerpo bien tonificada puede equilibrar la figura. Finalmente, si no puede encontrar 20 minutos seguidos cada día, no se asuste. Puede dividir los ejercicios en partes muy pequeñas —incluso hacer uno solo cada vez— siempre que los haga todos durante su «día de tonificación».

CALENTAMIENTO
Dedique 10 minutos a caminar, correr, saltar, bailar o saltar sobre un mini trampolín para calentar el cuerpo. Si acaba de completar sus ejercicios aeróbicos, no es necesario que lo haga.

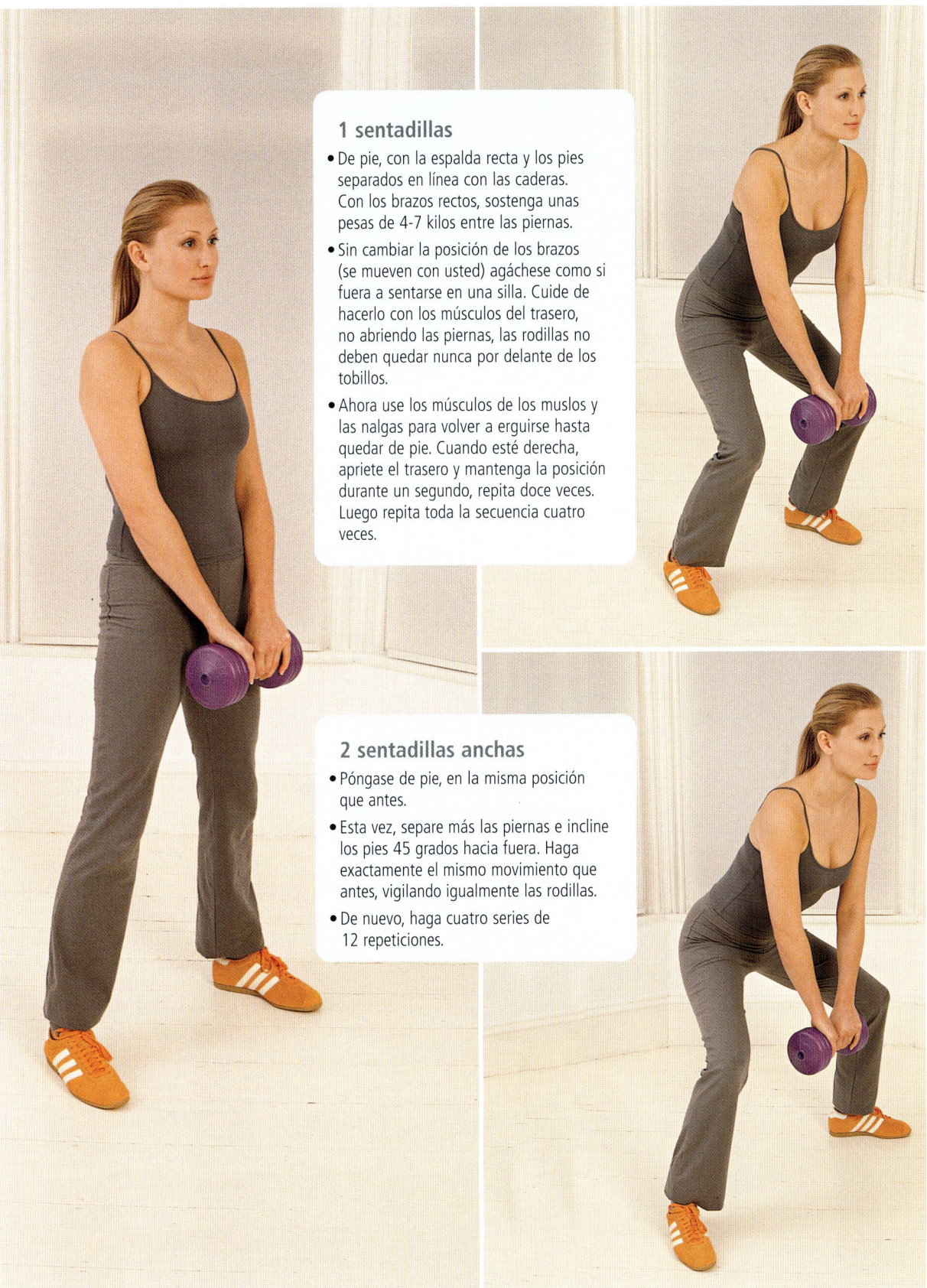

1 sentadillas

- De pie, con la espalda recta y los pies separados en línea con las caderas. Con los brazos rectos, sostenga unas pesas de 4-7 kilos entre las piernas.
- Sin cambiar la posición de los brazos (se mueven con usted) agáchese como si fuera a sentarse en una silla. Cuide de hacerlo con los músculos del trasero, no abriendo las piernas, las rodillas no deben quedar nunca por delante de los tobillos.
- Ahora use los músculos de los muslos y las nalgas para volver a erguirse hasta quedar de pie. Cuando esté derecha, apriete el trasero y mantenga la posición durante un segundo, repita doce veces. Luego repita toda la secuencia cuatro veces.

2 sentadillas anchas

- Póngase de pie, en la misma posición que antes.
- Esta vez, separe más las piernas e incline los pies 45 grados hacia fuera. Haga exactamente el mismo movimiento que antes, vigilando igualmente las rodillas.
- De nuevo, haga cuatro series de 12 repeticiones.

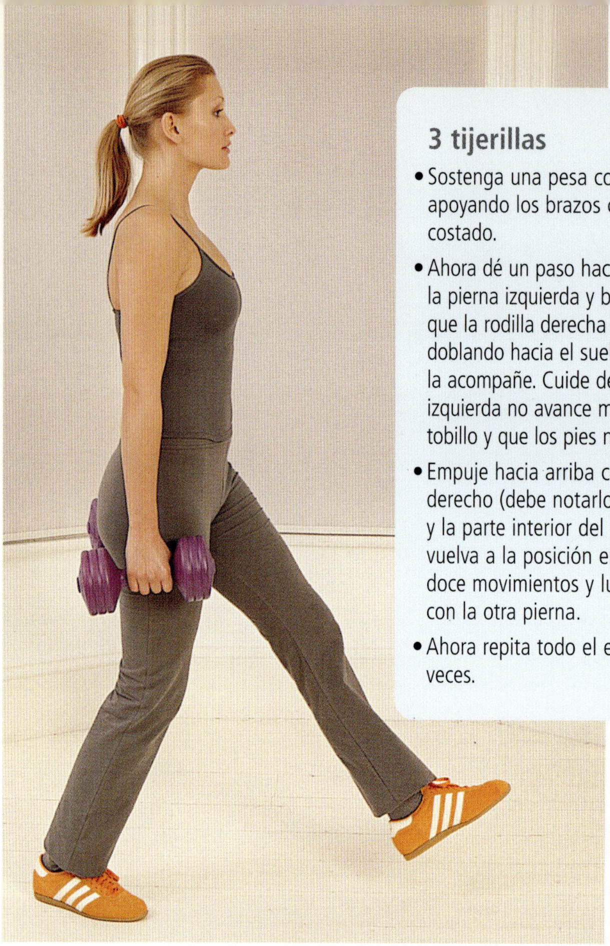

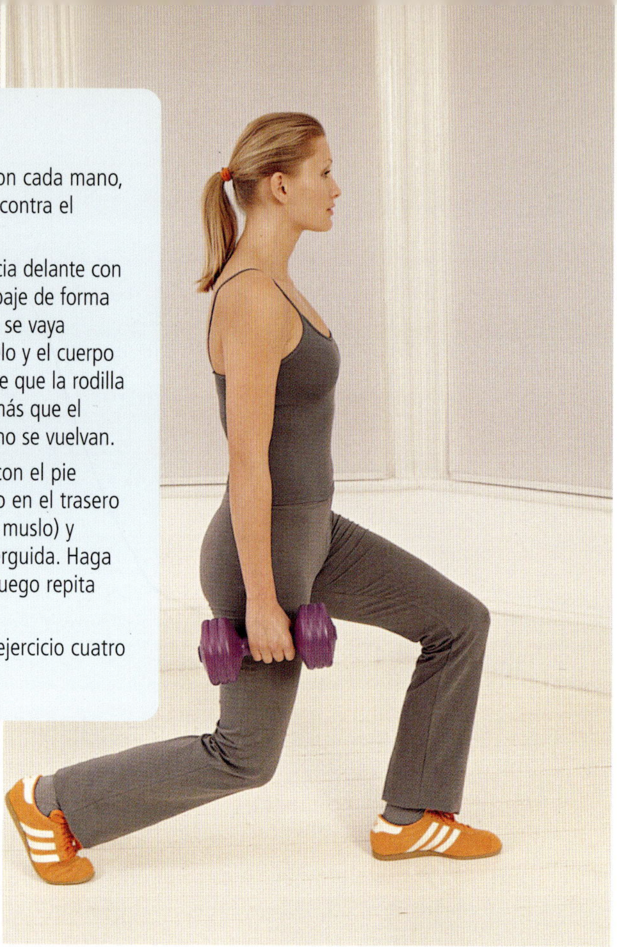

3 tijerillas

- Sostenga una pesa con cada mano, apoyando los brazos contra el costado.
- Ahora dé un paso hacia delante con la pierna izquierda y baje de forma que la rodilla derecha se vaya doblando hacia el suelo y el cuerpo la acompañe. Cuide de que la rodilla izquierda no avance más que el tobillo y que los pies no se vuelvan.
- Empuje hacia arriba con el pie derecho (debe notarlo en el trasero y la parte interior del muslo) y vuelva a la posición erguida. Haga doce movimientos y luego repita con la otra pierna.
- Ahora repita todo el ejercicio cuatro veces.

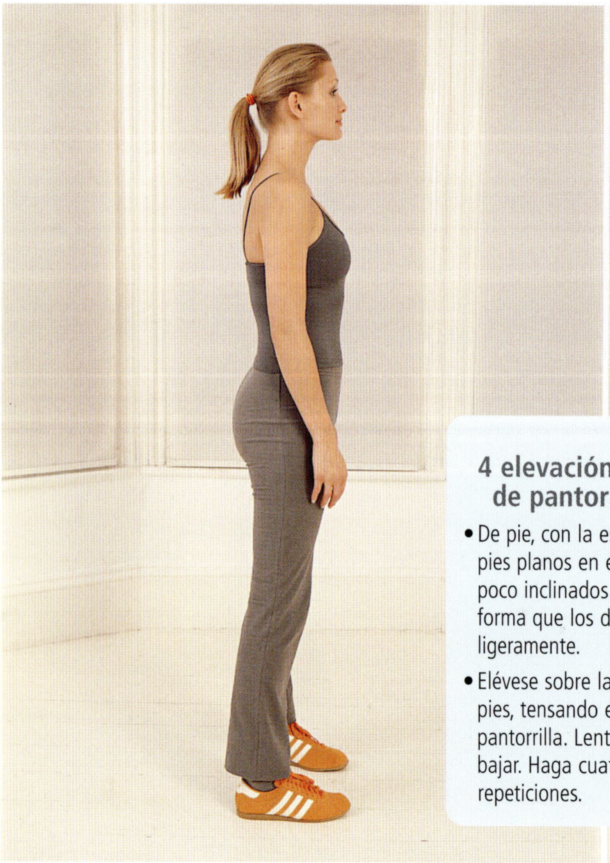

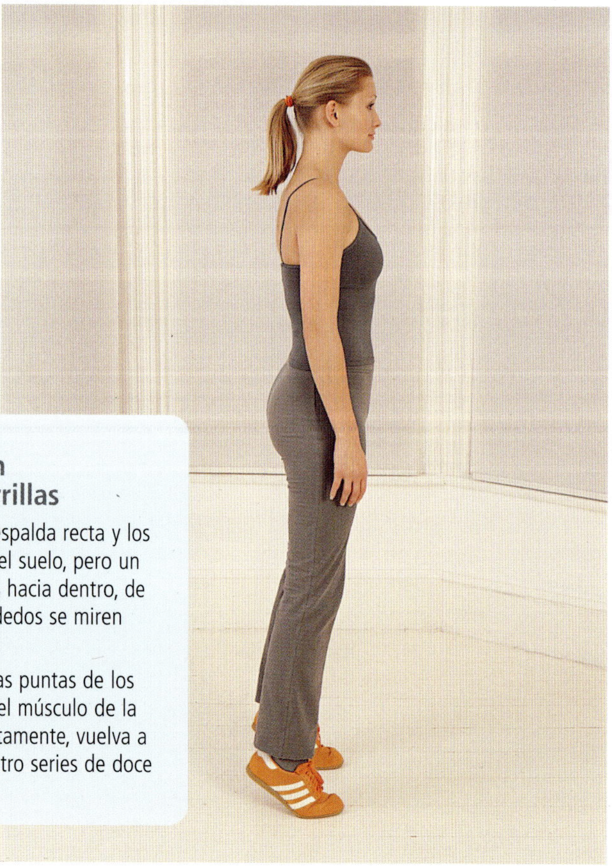

4 elevación de pantorrillas

- De pie, con la espalda recta y los pies planos en el suelo, pero un poco inclinados hacia dentro, de forma que los dedos se miren ligeramente.
- Elévese sobre las puntas de los pies, tensando el músculo de la pantorrilla. Lentamente, vuelva a bajar. Haga cuatro series de doce repeticiones.

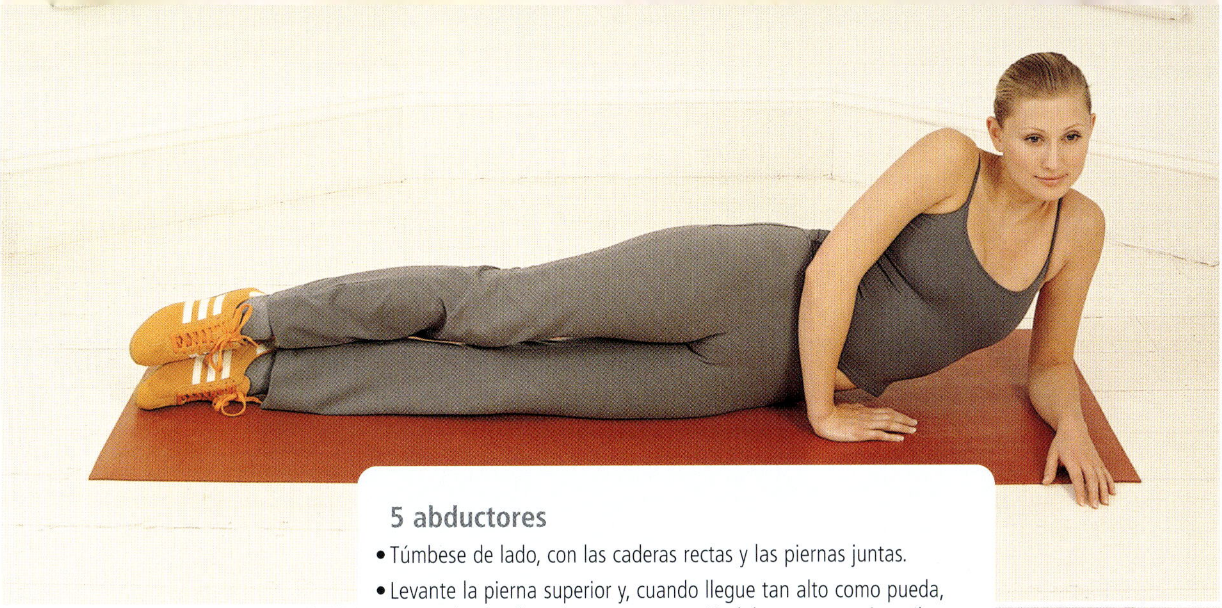

5 abductores

- Túmbese de lado, con las caderas rectas y las piernas juntas.
- Levante la pierna superior y, cuando llegue tan alto como pueda, tense el músculo treinta veces, empujándolo un poco más arriba.
- Relájese. Cambie de pierna y repita. Ejercite las dos piernas, tres veces cada una.

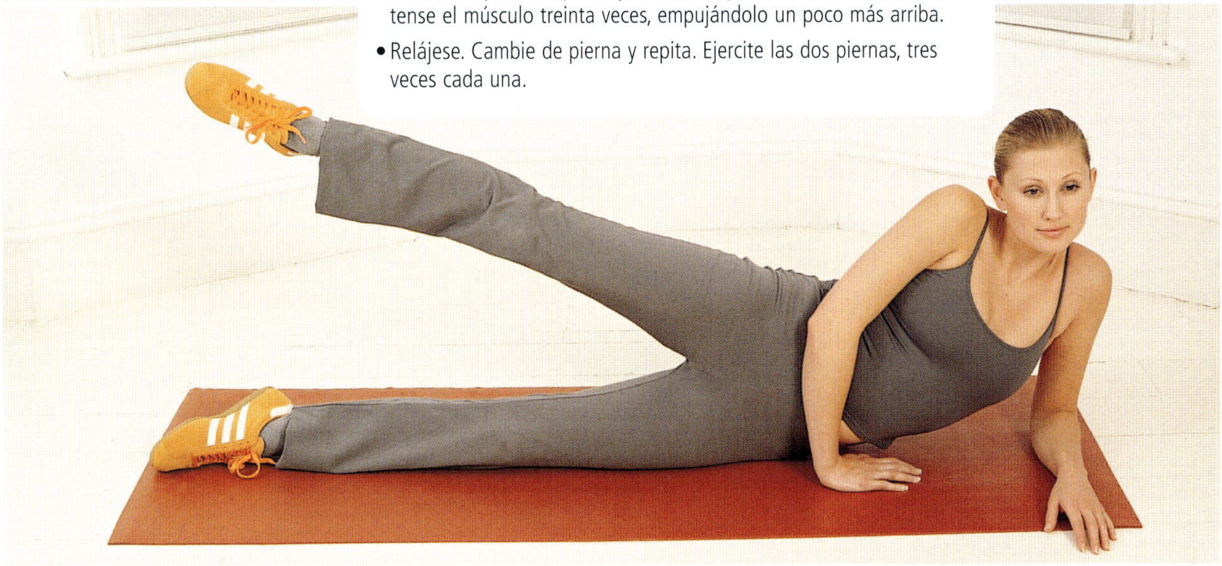

6 aductores

- Túmbese de lado con las caderas rectas y las piernas estiradas. Doble la rodilla de la pierna superior y ponga el pie delante de la pierna inferior, de forma que esté a 90 grados de la pierna.
- Ahora levante, lentamente, la pierna inferior unos 5-7,5 cm del suelo. Baje de nuevo. Haga tres series de 20 repeticiones.

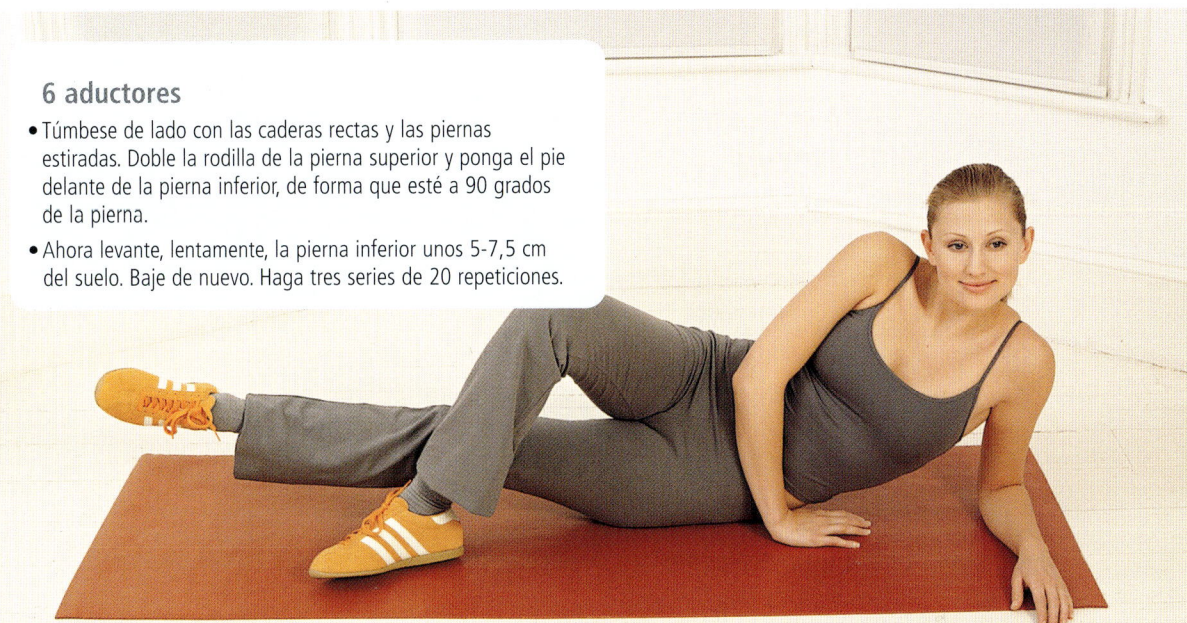

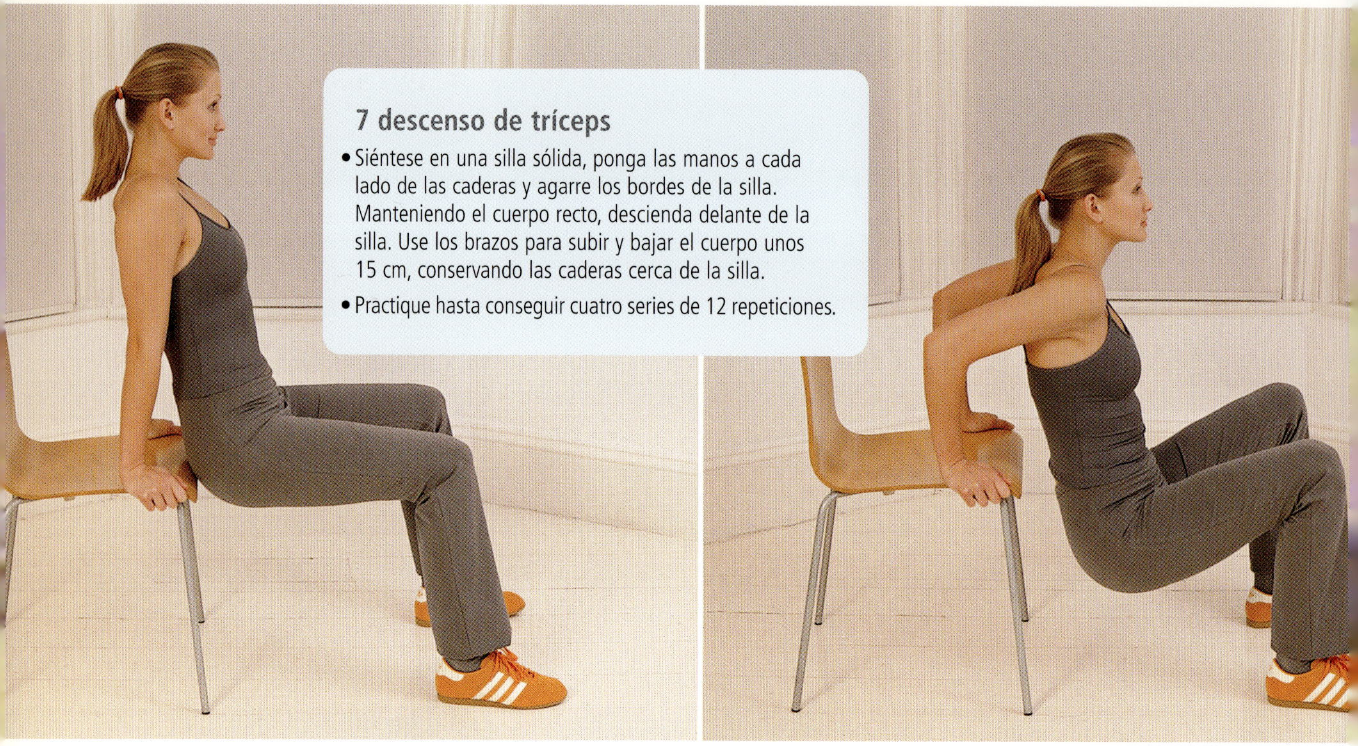

7 descenso de tríceps

- Siéntese en una silla sólida, ponga las manos a cada lado de las caderas y agarre los bordes de la silla. Manteniendo el cuerpo recto, descienda delante de la silla. Use los brazos para subir y bajar el cuerpo unos 15 cm, conservando las caderas cerca de la silla.
- Practique hasta conseguir cuatro series de 12 repeticiones.

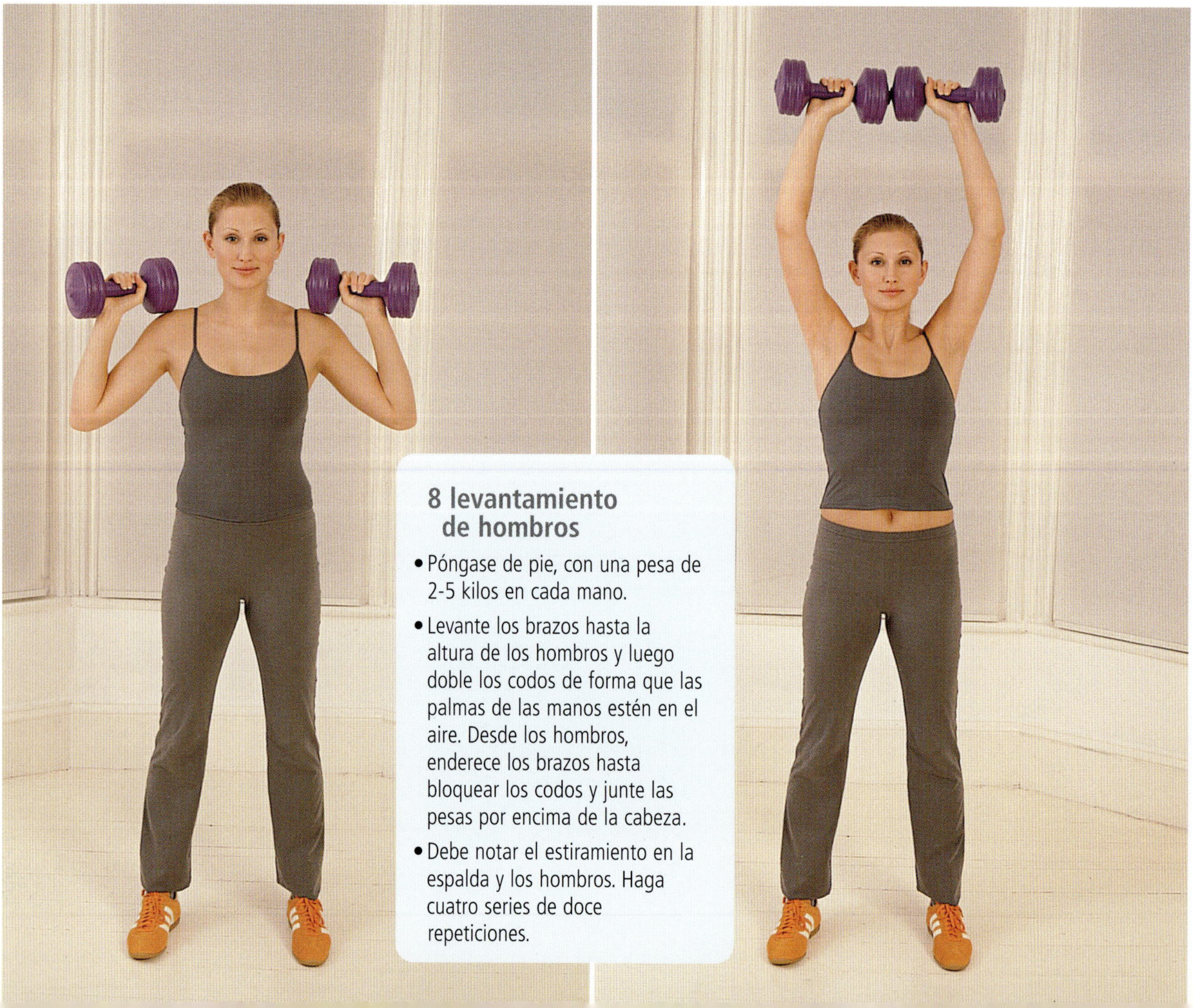

8 levantamiento de hombros

- Póngase de pie, con una pesa de 2-5 kilos en cada mano.
- Levante los brazos hasta la altura de los hombros y luego doble los codos de forma que las palmas de las manos estén en el aire. Desde los hombros, enderece los brazos hasta bloquear los codos y junte las pesas por encima de la cabeza.
- Debe notar el estiramiento en la espalda y los hombros. Haga cuatro series de doce repeticiones.

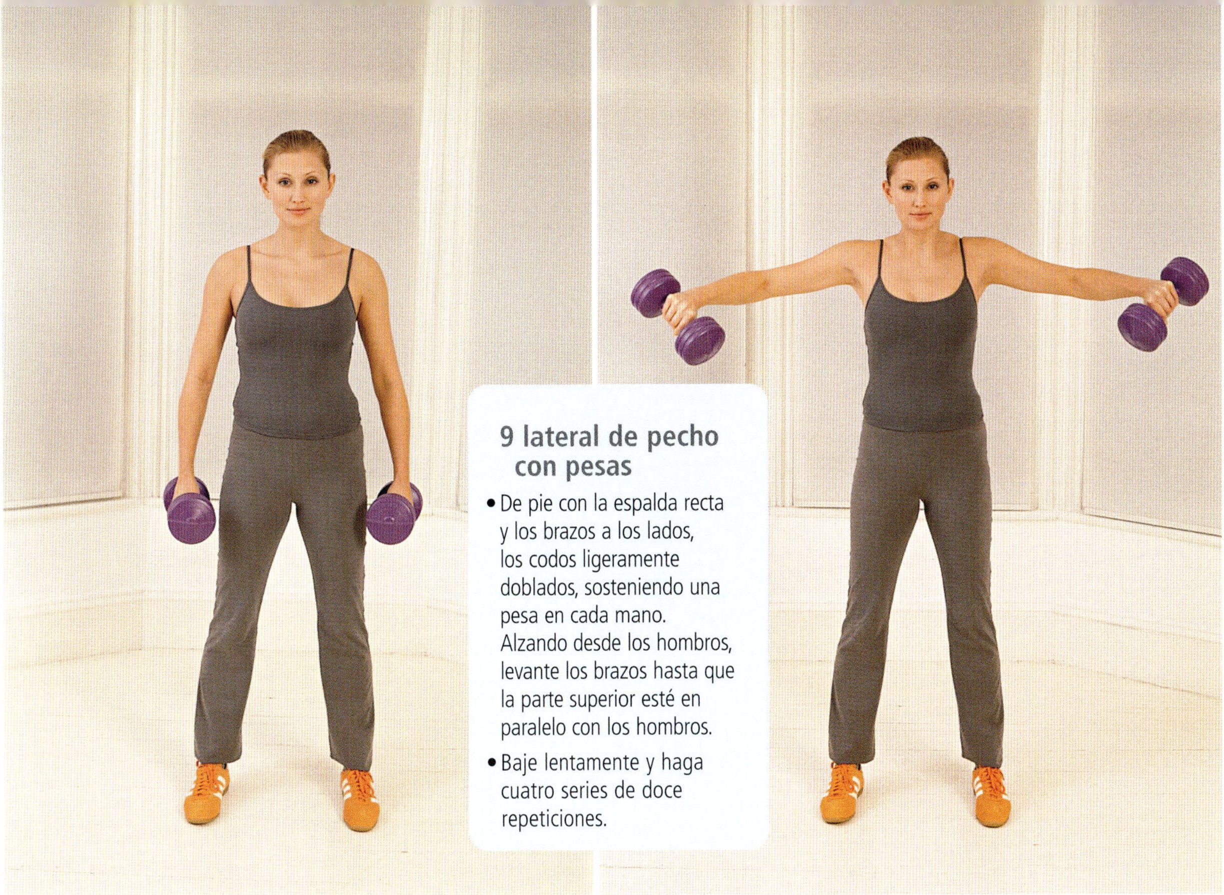

9 lateral de pecho con pesas

- De pie con la espalda recta y los brazos a los lados, los codos ligeramente doblados, sosteniendo una pesa en cada mano. Alzando desde los hombros, levante los brazos hasta que la parte superior esté en paralelo con los hombros.
- Baje lentamente y haga cuatro series de doce repeticiones.

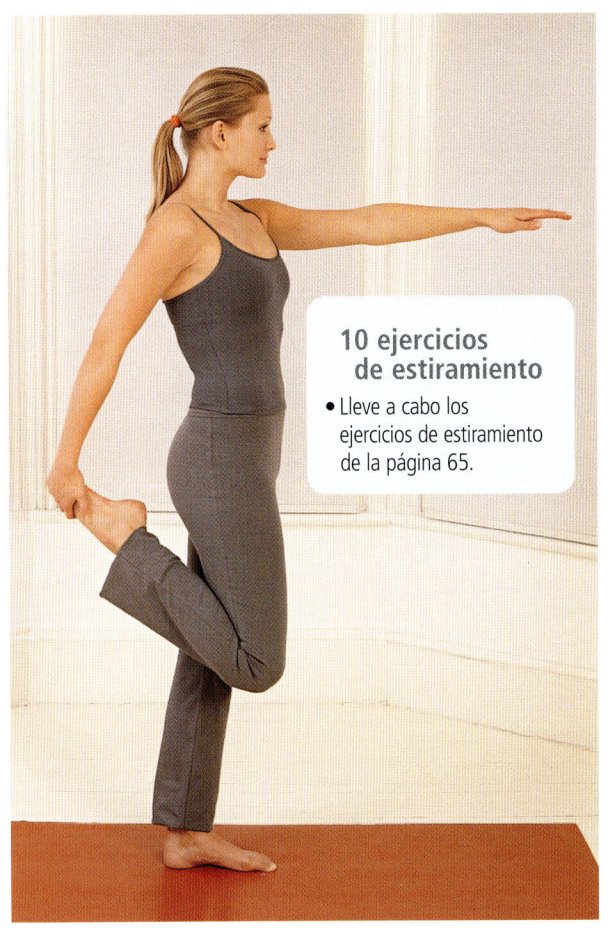

10 ejercicios de estiramiento

- Lleve a cabo los ejercicios de estiramiento de la página 65.

en el gimnasio

Si es socia de un gimnasio, puede sustituir este programa utilizando aparatos de pesas. Lleve a cabo la siguiente ronda 3-5 veces a la semana. Para cada ejercicio, trabaje con un peso que haga que el último movimiento de cada repetición parezca casi imposible de realizar.

calentamiento	Como antes
empuje de piernas	3 series de 12 repeticiones
flexión de piernas	3 series de 12 repeticiones
abductor	3 series de 12 repeticiones
aductor	3 series de 12 repeticiones
tijerillas	Como arriba
pantorrillas	Como arriba
tracciones laterales	3 series de 12 repeticiones
empuje de hombros	3 series de 12 repeticiones
empuje de pecho	3 series de 12 repeticiones
estiramiento	Como arriba

tipo 3
ejercicios para estimular la linfa

Se trata de ejercicios importantes cuando la acumulación de linfa causa celulitis. Su objeto es estimular la linfa y hacer que circule, reduciendo la cantidad de líquido que retienen las células celulíticas (vea la página 13). El siguiente programa de diez minutos está pensado para estimular la circulación linfática. Pone en práctica movimientos de yoga dirigidos directamente a estimular la linfa y hacer que circule hacia los principales puntos de excreción; las axilas y las ingles. Ayuda a drenar la linfa más rápidamente, impidiendo la sobrecarga tóxica.

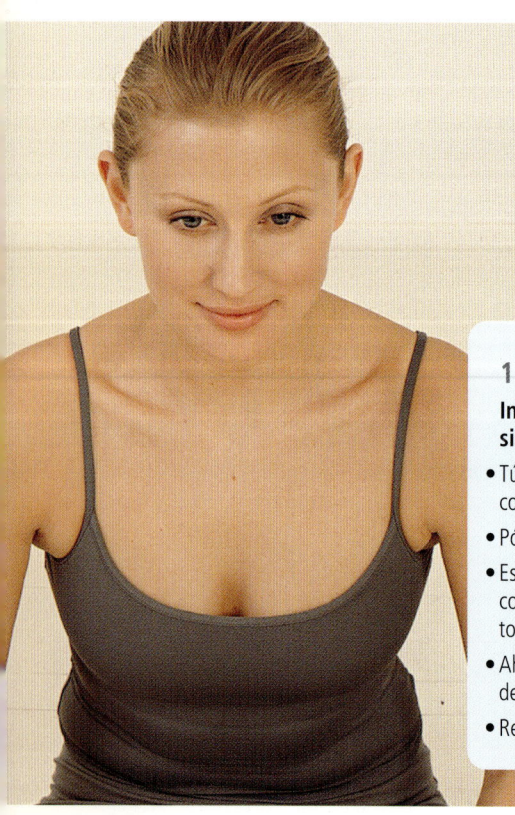

Todas las que practican la solución del ejercicio deben poner en práctica el programa de estimulación linfática por lo menos tres veces a la semana. No obstante, si realmente tiene problemas con la retención de líquidos, procure hacer 5-7 sesiones a la semana. Solo son necesarios 10 minutos y, como es un ejercicio vigorizador, es estupendo hacerlo justo antes del desayuno.

1 respiración yóguica
Iniciamos el programa llenando los pulmones de aire limpio y vigorizando el sistema, preparándolo para lo que viene a continuación.

- Túmbese de espaldas con las piernas rectas y presione con la parte inferior de la espalda contra el suelo. Si le resulta difícil, doble las rodillas.
- Póngase los dedos sobre el ombligo e inspire y espire varias veces.
- Esta vez, cuando inspire, procure llenar los pulmones desde abajo. Hinche el abdomen como un globo, luego llene la parte media de los pulmones y finalmente la cavidad torácica. Procure inspirar mientras cuenta hasta cinco.
- Ahora espire mientras cuenta hasta diez, expulsando primero el aire del abdomen, luego de la parte media y finalmente de la parte superior de los pulmones.
- Repita cinco veces.

objetivo 2: el ejercicio físico **75**

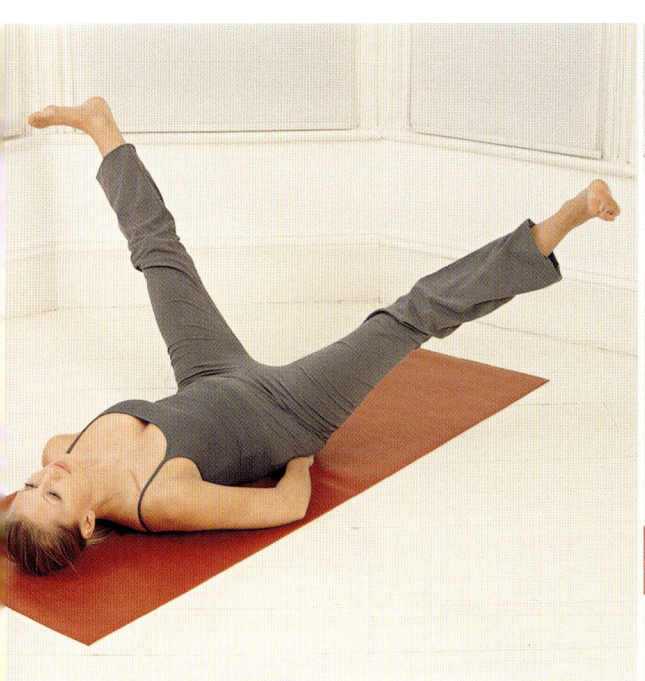
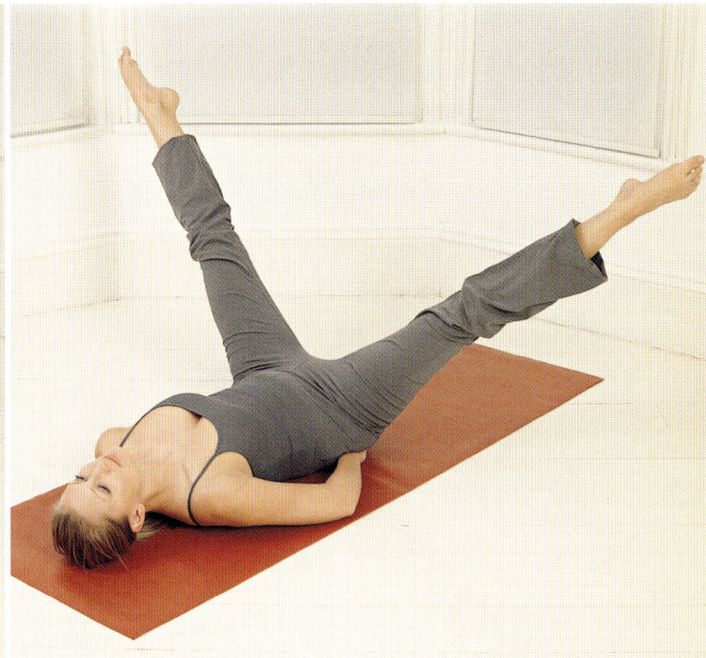

2 vibraciones de piernas

Este ejercicio ayuda a estimular la circulación sanguínea de las piernas.

- Tumbada de espaldas, levante las piernas al aire. Ábralas y, muy lentamente, haga girar los tobillos, cinco veces hacia la izquierda y, luego, cinco veces hacia la derecha.
- Ahora estire los dedos de los pies hacia el techo y sosténgalos así mientras cuenta hasta cinco.
- Doble los pies hasta la mitad de su posición normal y mantenga la posición mientras cuenta hasta cinco.
- Empuje los pies hacia la espinilla y cuente hasta cinco.
- Devuelva los pies a su posición natural, tense las piernas y trate de encontrar un punto en el que empiecen a vibrar de forma natural. Suena extraño, pero sucederá. Esta suave vibración estimula de forma espectacular la circulación sanguínea hasta la ingle. Hágase «vibrar» hasta dos minutos.

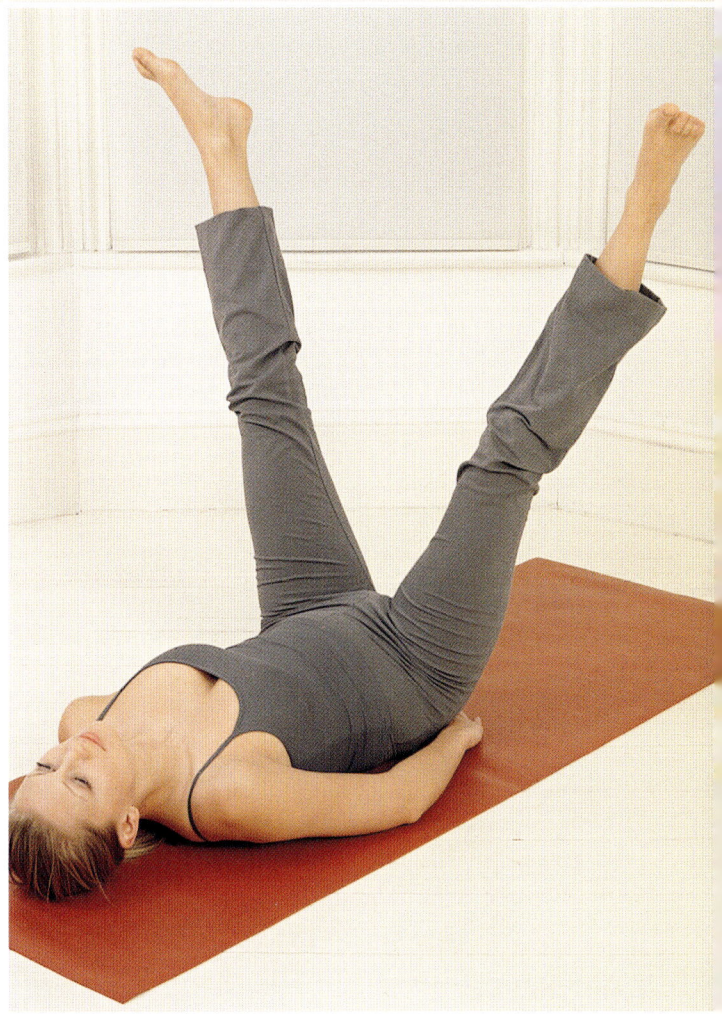

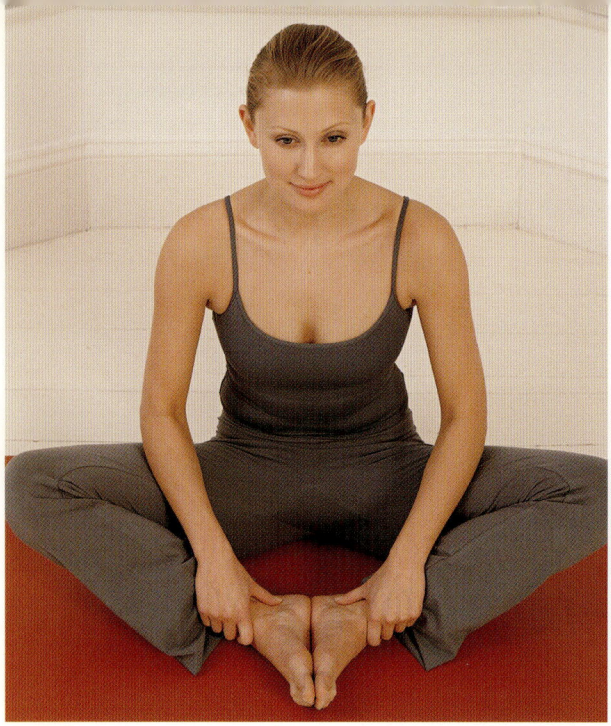 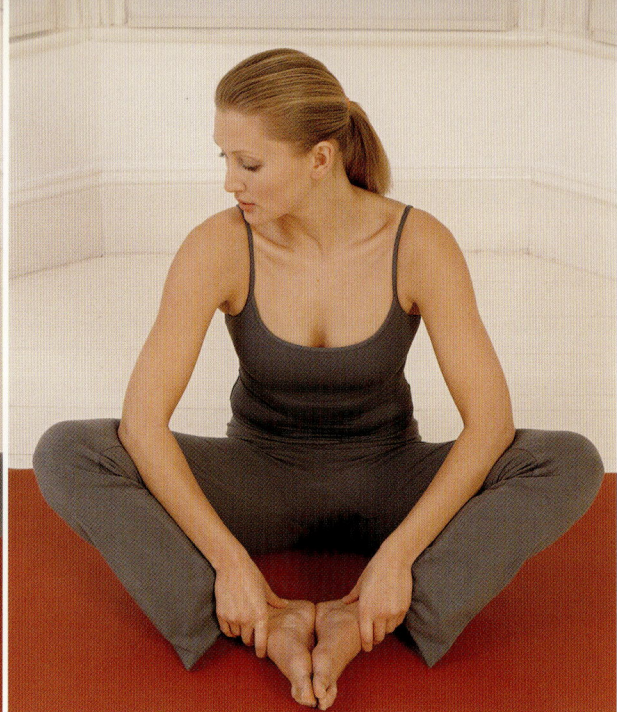

3 mariposa

Esta postura estimula la circulación sanguínea alrededor de las caderas.

- Siéntese con las piernas abiertas, las rodillas dobladas y las plantas de los pies juntas. Mantenga la espalda recta.
- Apoye las manos sobre los tobillos y los brazos a los lados.
- Espire y, mientras lo hace, levante las rodillas de forma que presionen contra los brazos.
- Inspire y empuje para bajarlas.
- Repita 10 veces.

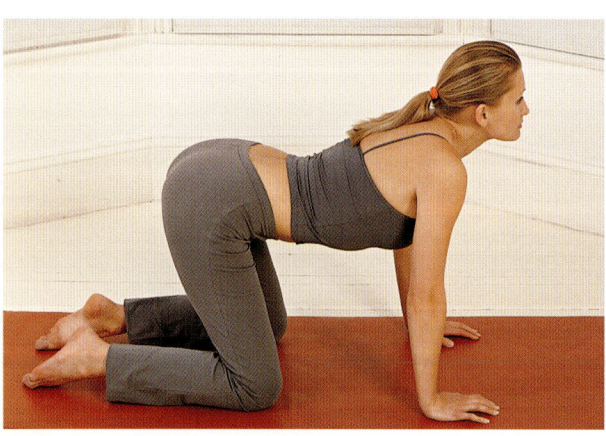 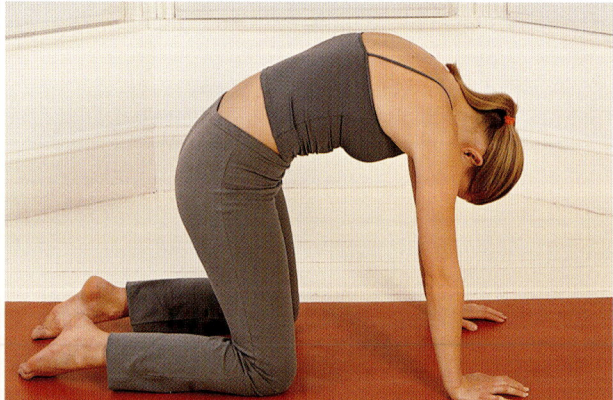

4 estiramientos de gato

Estas posturas estimulan los riñones y el colon, ayudando a eliminar toxinas del sistema.

- Póngase a gatas. Mantenga los codos bloqueados y el cuello recto.
- Ahora inspire y, mientras lo hace, lleve el cuerpo hacia abajo y hacia delante para arquear, lentamente, la espalda y enderezar los brazos. Adelante la barbilla, como si tratara de pasar por debajo de una cuerda.
- Espire y, mientras lo hace, redondee la espalda, dejando caer la cabeza entre las manos. Mantenga el abdomen y los muslos tensos.
- Repita toda la secuencia cuatro veces.

5 rascacielos

Estimula la linfa en toda la parte superior del cuerpo.

- Póngase de pie, con la espalda recta, los pies juntos y las nalgas y el abdomen metidos hacia dentro y tensos. Deje caer los brazos a los lados.
- Inspire y vuelva las palmas de las manos hacia fuera. Levante los brazos hasta la altura de los hombros y álcelos por encima de la cabeza.
- Junte las palmas de las manos, con los índices apuntando al cielo y estírese hacia arriba a lo largo de todo el cuerpo. Mantenga la posición 5 segundos.
- Espire y vuelva a la postura inicial. Repita cinco veces.

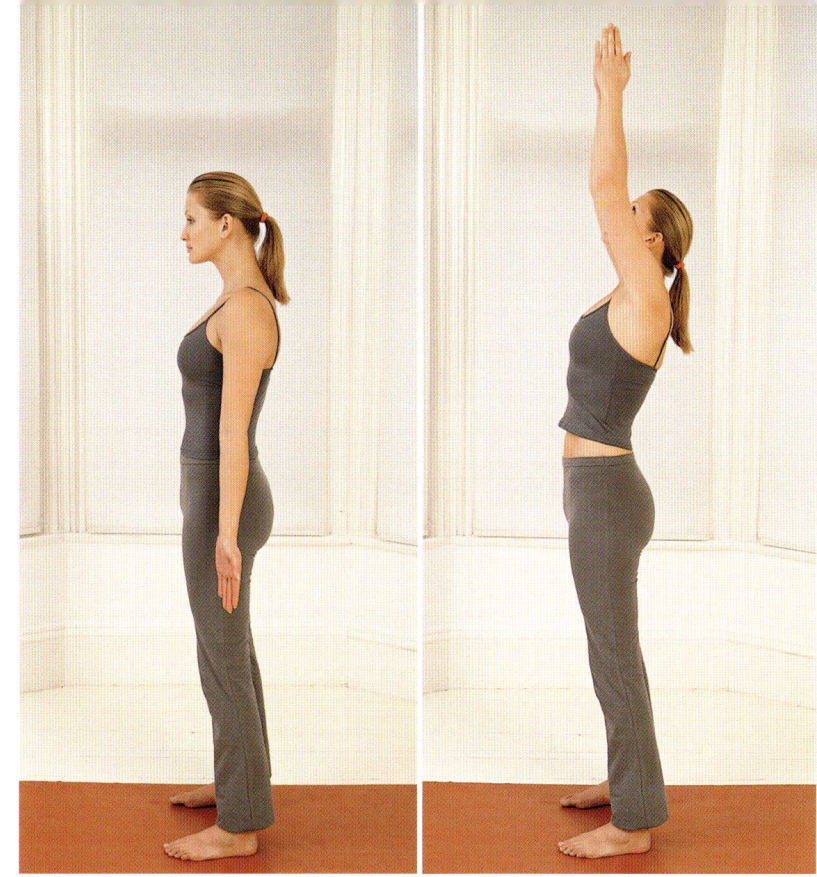

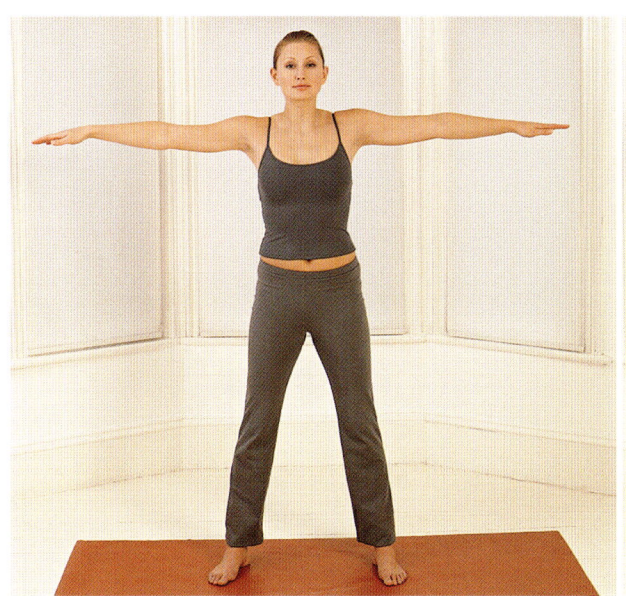

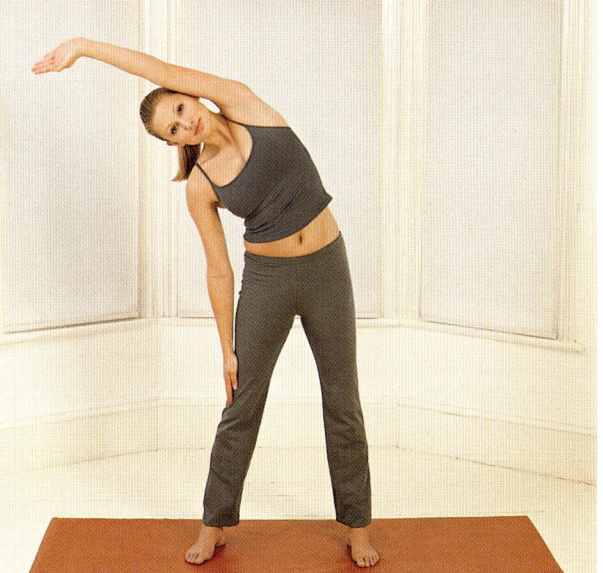

6 el anzuelo

Estimula la circulación sanguínea y linfática en las axilas, uno de los principales puntos de eliminación del cuerpo.

- Póngase de pie, con las piernas separadas y los pies rectos.
- Inspire, abra los brazos y levántelos hasta la altura de los hombros.
- Espire y, mientras lo hace, deje caer el brazo derecho al lado.
- Inspire y levante el brazo izquierdo, estirándolo en contacto con la parte superior de la cabeza (cerca de la oreja) y girándolo para que la palma quede hacia el cielo. Mantenga las caderas hacia delante y dóblese lentamente hacia un lado.
- Mantenga la posición 5-10 segundos, espire y vuelva al punto de partida.
- Repita con el otro lado.

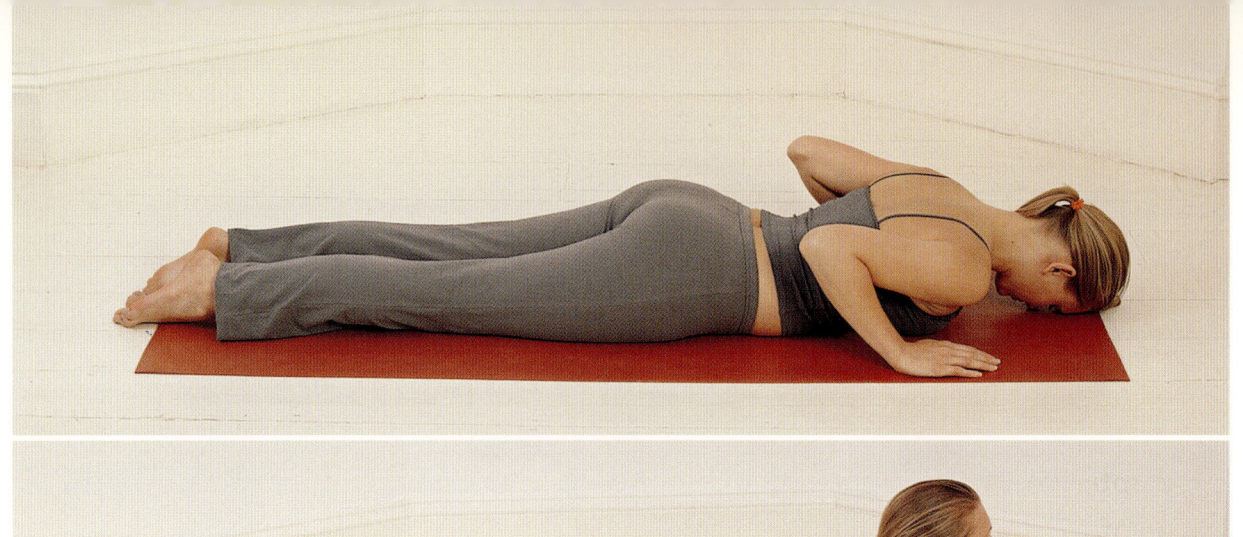

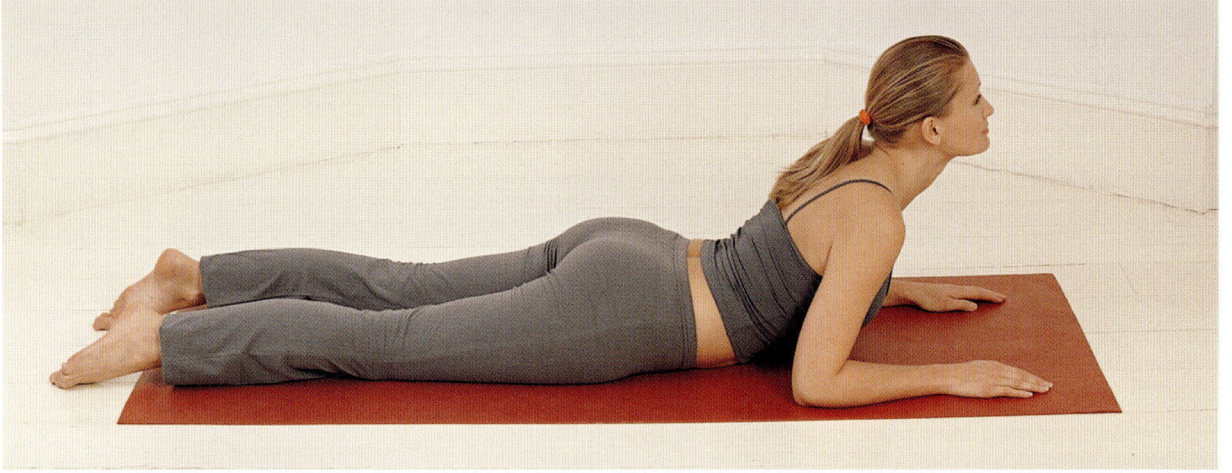

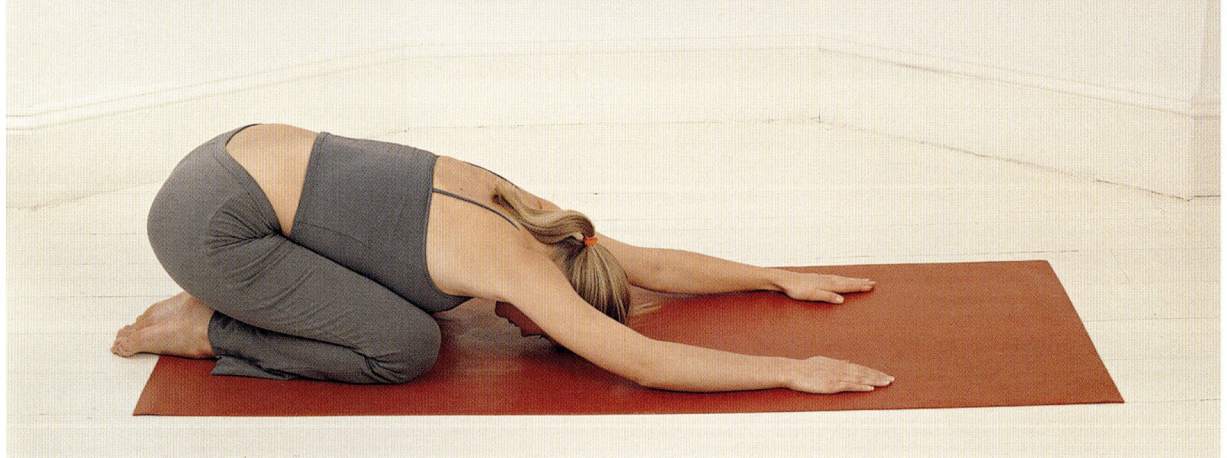

7 la cobra

Este último ejercicio es el movimiento definitivo para desintoxicar el cuerpo y su objeto es llevar todas las toxinas no procesadas a los riñones, el hígado y los intestinos.

- Túmbese boca abajo, con la frente apoyada en el suelo y las manos debajo de los hombros. Mantenga los talones juntos y las nalgas apretadas.
- Espire y vuelva la cabeza lentamente separándola del suelo.
- Inspire y levante la cabeza, los hombros y el pecho del suelo. Para conseguir un estiramiento más completo, prolongue este movimiento enderezando los brazos.
- Espire y vuelva a bajar. Cuando alcance su postura inicial, empuje lentamente las nalgas hacia atrás de forma que sienta un estiramiento a lo largo de la espalda y acabe sentándose sobre los talones. Relájese en esta posición durante unos segundos.
- Repita el ejercicio tres veces. La última, relájese un poco más de tiempo y levántese lentamente hasta apoyarse sobre los talones, progresando hasta ponerse de pie. La cabeza debe permanecer inclinada mientras lo hace y solo debe erguirla cuando esté completamente derecha.
- Dedique un minuto a realizar el ejercicio de respiración yóguica del paso número uno y ya habrá acabado.

tipo 4
ejercicios posturales

Adoptar una mala postura es como poner curvas en una carretera recta. La linfa y otros líquidos que antes fluían sin problemas ahora se ven frenados en ciertas zonas. El resultado son unos músculos y tejidos congestionados en la espalda y las zonas de alrededor, que puede reducir la circulación linfática por todo el sistema.

Una mala postura disminuye también la eficacia de la respiración, restringiendo la circulación y limitando la eliminación de toxinas naturales como el dióxido de carbono, que somete a presión al sistema linfático. Si padece de cualquiera de los problemas anteriores, los siguientes ejercicios pueden ayudarla al enderezar su postura, liberar la tensión y reforzar los músculos profundos que sostienen la espalda.

1 para estar de pie correctamente

- El medio más fácil de asegurarse de que está de pie en la postura óptima es concentrarse en alargar el torso y tensar los músculos del abdomen. Al hacerlo, todo lo demás se adapta.

- Póngase de pie y concéntrese en estirar el cuerpo, alargándolo hacia arriba, empezando por el cuello y tirando hacia arriba a través del pecho, la cintura y las caderas. Imagine que un cordel tira de usted hacia arriba y que el espacio entre las orejas y los hombros se alarga, que cada vértebra se separa de sus vecinas, que las rodillas y los tobillos se alargan y separan.

- Cuando haya hecho esto, concéntrese en retraer los músculos del abdomen hacia el ombligo; esto no significa que tenga que aguantar la respiración ni meter el vientre hacia dentro. Limítese a contraer la zona que rodea al ombligo hasta tener la sensación de que el ombligo empuja hacia la espalda. Esto sostiene el cuerpo. Puede que, al principio, le resulte difícil, pero procure no dejar de hacerlo. Una buena manera de recordarlo es pegar puntos rojos en el ordenador o por toda la casa. Cada vez que vea esos puntos, concéntrese en poner el cuerpo en la postura correcta y, finalmente, lo hará como algo natural.

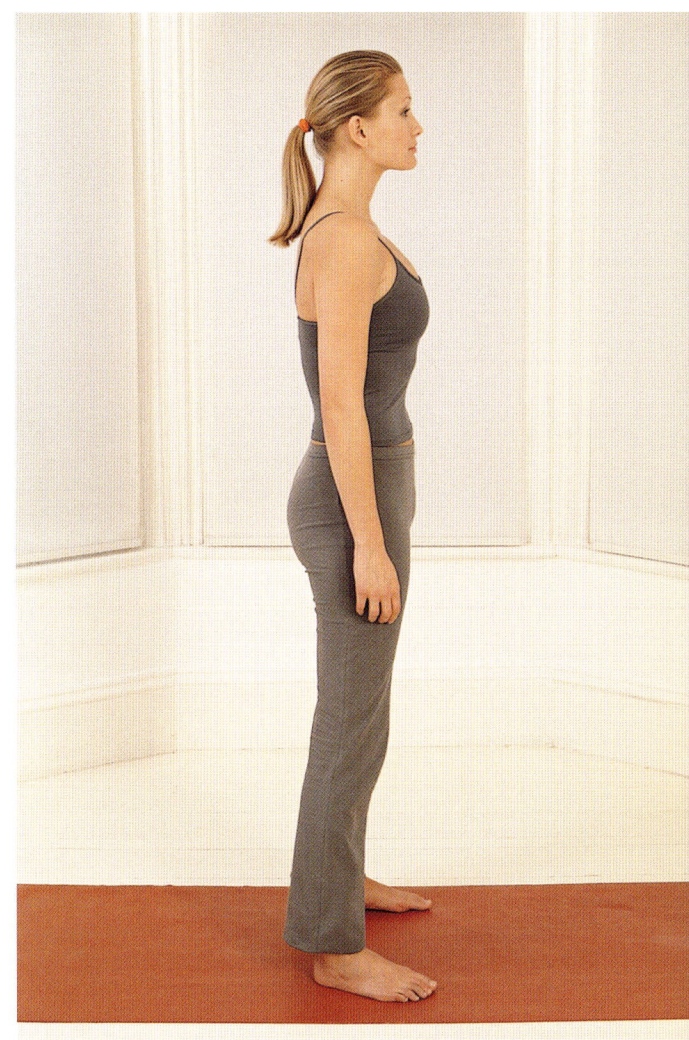

objetivo 2: el ejercicio físico

2 para liberar tensiones

Una mala postura puede verse agravada si mantiene el cuerpo en la misma posición durante muchas horas al día. Una vez cada hora procure hacer esta serie de ejercicios.

- Sentada con la espalda recta, levante los hombros hacia las orejas. Al subir, tense todos los músculos y luego relájelos al bajarlos. Repita 4-5 veces.
- Enlace los dedos y, volviendo las palmas hacia delante, estire los brazos delante de usted. Empuje lentamente hacia delante para notar el estiramiento a lo largo de los omoplatos. Mantenga la postura 10 segundos.
- Con los dedos entrelazados, levante los brazos por encima de la cabeza y estire el torso hacia arriba. Mantenga la postura 10 segundos.
- Por último, ladee la cabeza lentamente para notar un estiramiento en el lado del cuello. Mantenga la postura 10 segundos. Vuelva a poner la cabeza en el centro y luego inclínela hacia el otro lado y manténgala 10 segundos.

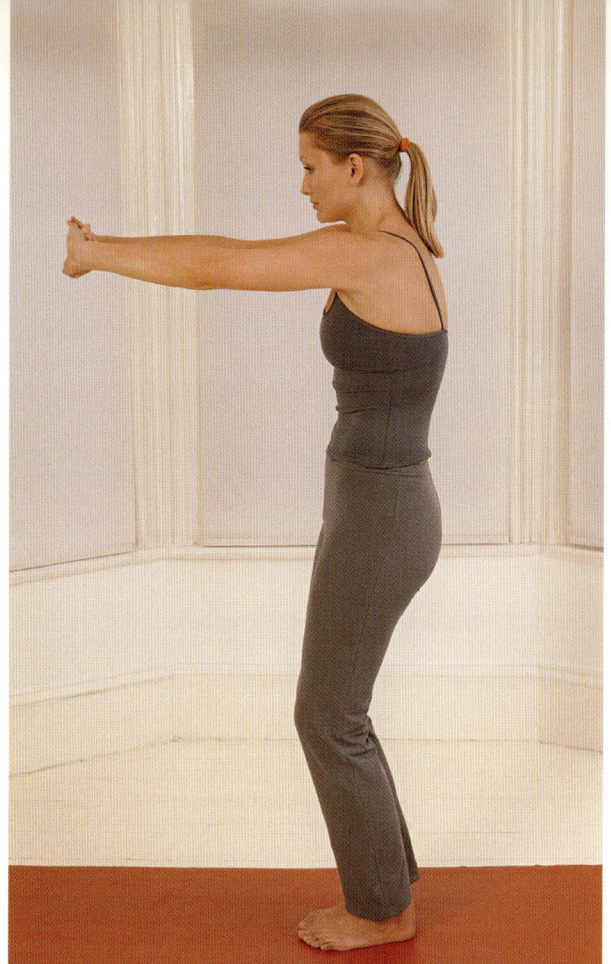

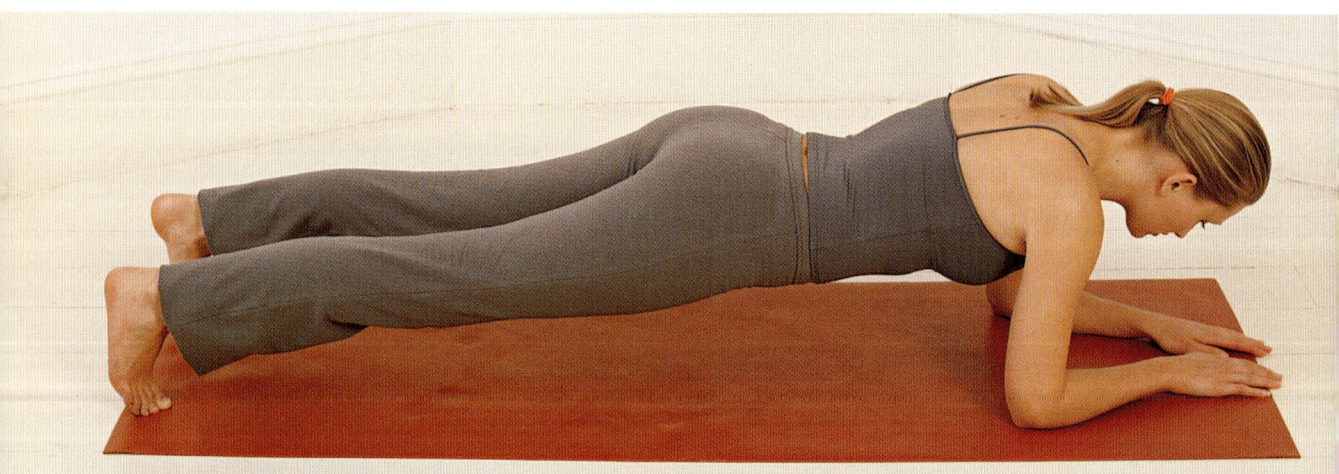

3 para fortalecer los músculos profundos

Estos músculos son los que, dentro del abdomen, estabilizan la espalda y ayudan a mejorar la postura. Estos ejercicios, junto con los dedicados a la parte superior del cuerpo, en el plan de tonificación, trabajan para crear un soporte fuerte y sano para todo su cuerpo. Hágalo cada dos días durante todo el programa, quizás al final de su régimen tonificador.

- Póngase en la posición de flexión de brazos, pero en lugar de equilibrarse con las manos, equilíbrese con los codos y apoye las palmas de las manos en el suelo. Asegúrese de tener la espalda plana. Ahora meta el estómago (no mediante la respiración, sino tensando los músculos hacia dentro), para dibujar una línea recta con el cuerpo. Tenga cuidado de no arquear la espalda al hacerlo. Mantenga la posición 15 segundos sin aguantar la respiración. Repita hasta cinco veces.

4 elevaciones

- Póngase a gatas. Levante el brazo derecho y la pierna izquierda y manténgase así durante 30 segundos. Concéntrese en utilizar los músculos profundos para conservar la estabilidad. Mantenga la postura 15 segundos y repita el ejercicio cinco veces. A continuación, cambie de postura para levantar el brazo derecho y la pierna izquierda y repita.

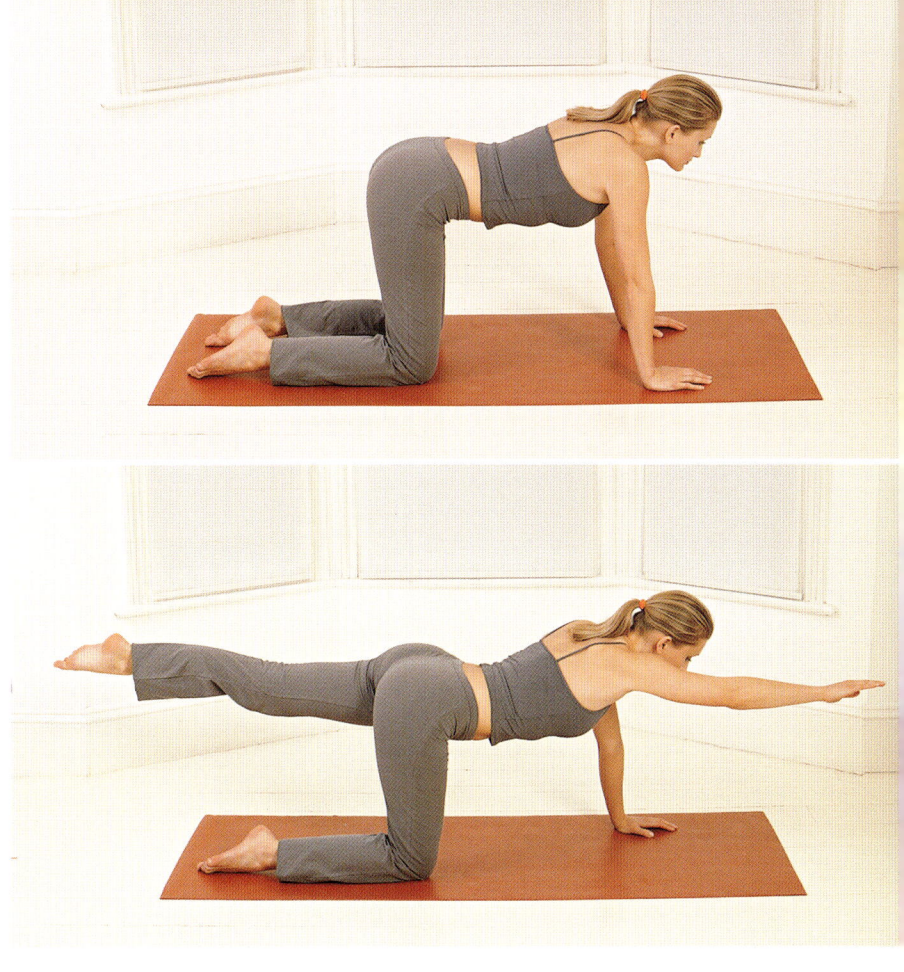

5 flexión de la parte inferior de la espalda

- Túmbese, con los codos y los antebrazos en el suelo levántese apoyándose en los antebrazos, arqueando la espalda desde la cintura. Mantenga la posición 2-3 segundos. Repita 10 veces.

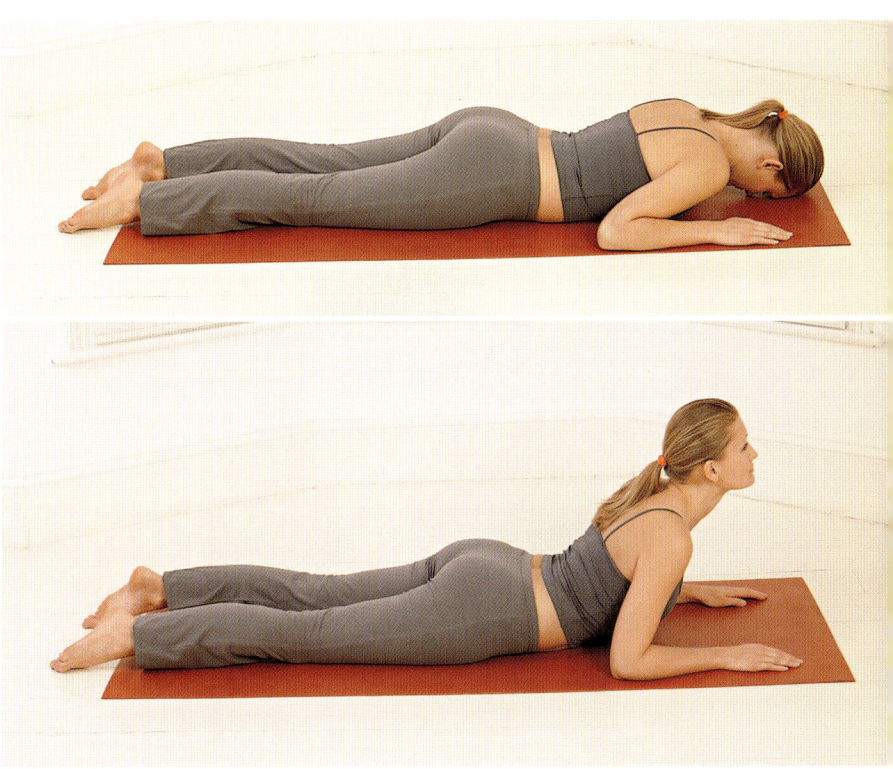

consejos para motivarse

Lamentablemente, hay mucho ejercicio en el programa de *Objetivo 0% celulitis* y quizá le resulte difícil hacerlo, si no le gusta el deporte. Si le cuesta empezar o si está a mitad del programa y nota que pierde interés, debe darle un impulso a su motivación. Aquí tiene algunos consejos que la ayudarán.

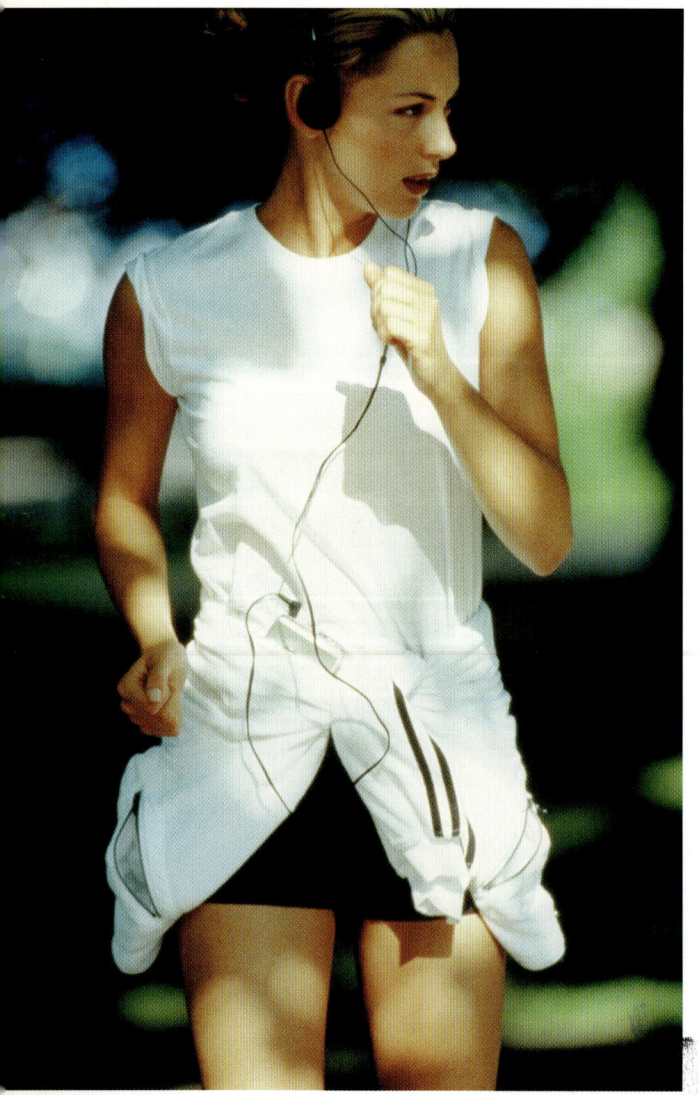

no se centre en la pérdida de peso ni en una reducción visible de su celulitis

Aunque estas sean sus metas finales, concentrarse en ellas no la motivará a hacer ejercicio ya que los cambios son lentos y regulares. Es mejor que cree un objetivo personal relacionado con el ejercicio. En cada sesión, procure dar más saltos en un minuto o correr un poco más lejos en veinte minutos que la semana anterior. Si cada vez que hace ejercicio se fija una meta posible que vencer, trabajará más y obtendrá una mayor satisfacción (cuando lo consiga) que si se limita a ponerse en marcha. Si no le gusta competir consigo misma, fíjese retos divertidos; llegar a lo más alto del Empire State Building (1.860 peldaños), al cabo de una semana, trabajando en una máquina de step o subiendo y bajando las escaleras en casa.

no haga el mismo ejercicio más de tres días seguidos

La variedad es fundamental para evitar el aburrimiento en todos los campos de la vida y el ejercicio no es una excepción. Cada dos sesiones, cambie algo en su programa; haga las cosas en un orden diferente o corra por una ruta diferente, pruebe con un deporte distinto o haga el que practica normalmente con más rapidez o intensidad. Esto no solo mantendrá su mente ocupada, sino que, además, sus músculos seguirán estimulados y aumentará los resultados.

use motivadores externos

Los estudios han demostrado que las personas que hacen ejercicio con música le dedican un 25 por ciento más de tiempo que los que no siguen el ritmo. Los que se ejercitan en casa, delante de la televisión, se mantuvieron en marcha más tiempo del normal. Las investigaciones han descubierto, incluso, que los ciclistas que aspiraban aromas de limón antes de empezar encontraban su ejercicio más fácil de lo que era en realidad y disfrutaban más. Piense en algo que la motive y aplíquelo.

haga ejercicio con una amiga

Los científicos de la Universidad de Indiana han descubierto que quienes hacen ejercicio con un amigo tienen siete veces más probabilidades de no abandonarlo que quienes lo hacen solos. Una cosa, no quede con su compañera en el gimnasio o en la piscina; es más probable que acuda si piensa que la están esperando en una esquina.

pruebe la regla de los 10 minutos

Si cree que no tiene ganas de hacer ejercicio, dígase que hará diez minutos y luego verá cómo se siente. Si después de ese punto sigue sin estar de humor, déjelo. No obstante, si cambia de parecer y se siente con ganas, continuará. Nueve de cada diez veces, seguirá. El día que no lo haga es que necesitaba tomarse un descanso. Tomarse un día de descanso es esencial para todo el mundo; pero procure no pasar más de 72 horas sin hacer ejercicio. Las endorfinas (hormonas del bienestar) producidas cuando se hace ejercicio duran unas 72 horas, haciendo que el trabajo le parezca más fácil durante ese período. Si espera más, es como empezar de cero y es más probable que tenga ganas de dejarlo.

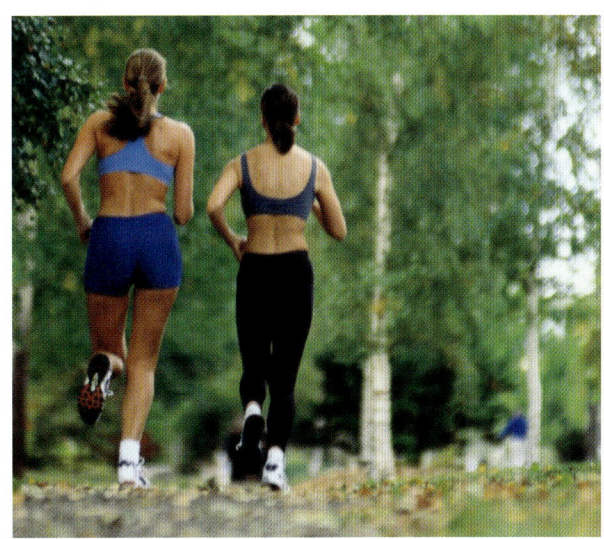

qué hacer y cuándo

Aquí tiene una guía que podrá ver de una ojeada para saber exactamente qué tipo de ejercicios debería estar haciendo y en qué momento.

tipo de ejercicio	si trata de quemar grasas	si no trata de quemar grasas
aeróbico	3-5 veces a la semana, tratando de quemar, 1.500 calorías en total	3 veces a la semana, durante 20 minutos
tonificador	3-5 veces a la semana, durante 20 minutos, en días alternos	3-5 veces a la semana durante 20 minutos, en días alternos
estimulador de la linfa	3-7 veces a la semana	3-7 veces a la semana
postural	3-5 veces a la semana	3-5 veces a la semana

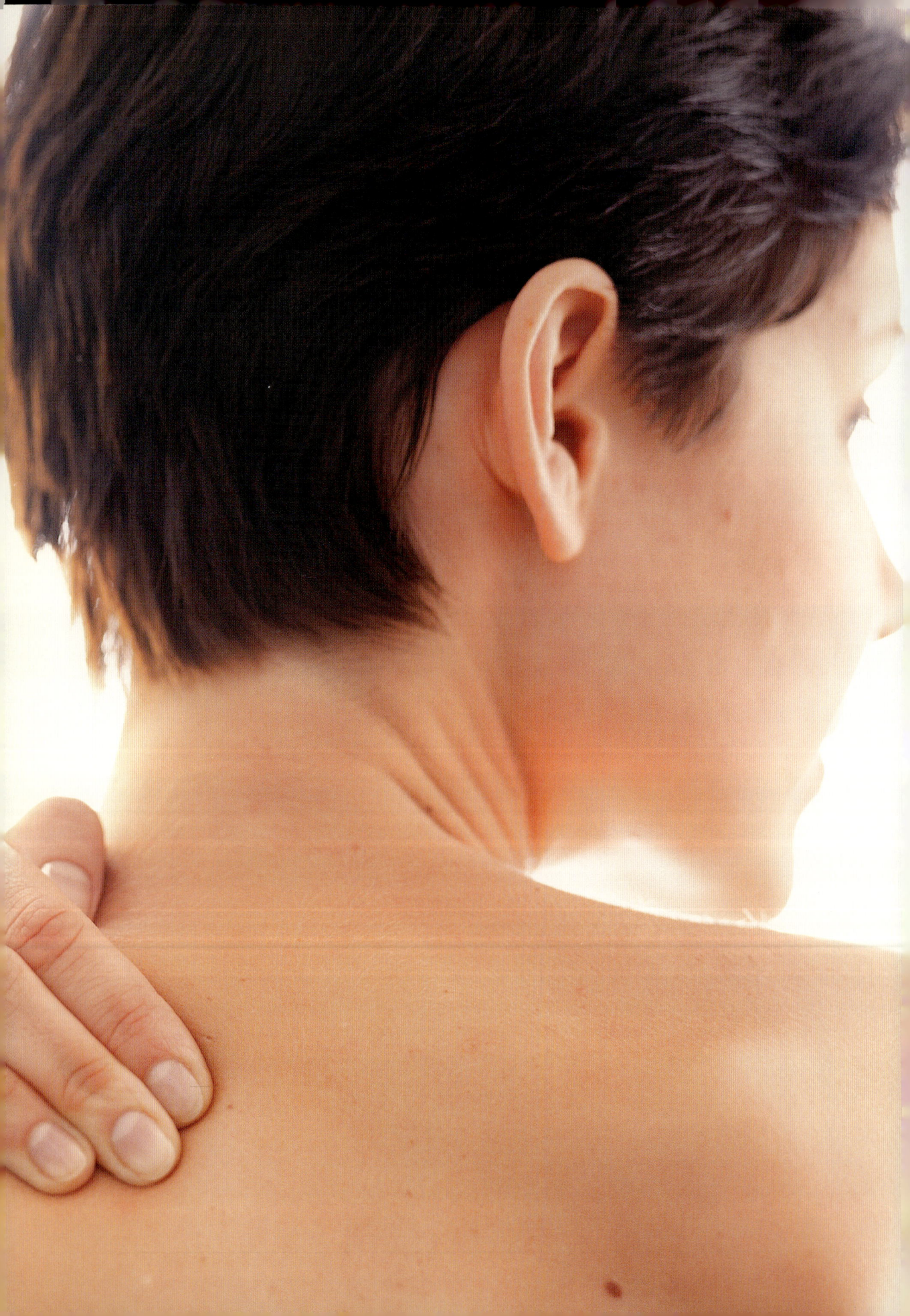

objetivo 3: fisioterapia

Como ya hemos visto, la mala circulación sanguínea y linfática desempeña un papel importante en la formación de la celulitis. Recordemos por qué: la mala circulación priva al cuerpo de oxígeno y, cuando esto sucede, las células de fibroblastos que reparan el colágeno dañado actúan de forma anormal, creando fibras gruesas que hacen que sea más fácil que las acumulaciones de grasa sobresalgan por la parte superior de sus cajas. Además, un sistema linfático perezoso aumenta el riesgo de retención de líquidos y añade sus propias fibras a las fibras de colágeno más gruesas. Estimular el drenaje linfático y la circulación es, por lo tanto, una parte vital de la lucha contra la celulitis y, siguiendo los consejos de la solución estimulante, intentamos lograr eso precisamente. Por añadidura, al estimular la circulación, se pueden mejorar las posibilidades de que la solución de la dieta elimine el peso de las caderas y los muslos en lugar de hacerlo principalmente de la parte superior del cuerpo. Esto es así porque cuando el organismo no tiene suficiente azúcar en la sangre o en los músculos para usar como energía, acude a las reservas de grasa en busca de combustible y las reservas que primero busca son las que tienen una circulación mejor. Al estimular la circulación en las caderas y los muslos, aumentan las posibilidades de que sea de ahí de donde se tome la grasa.

Hay diversas maneras de estimular la circulación, pero la solución estimulante se centra en el cepillado de la piel, el masaje y los tratamientos de calor y agua.
Son tratamientos usados habitualmente en los centros de salud y estética para ayudar a sus clientes a combatir la celulitis y se sustentan en una base científica.
Los investigadores chinos han demostrado que, durante el masaje, se abren unos espacios entre las células que aceleran el flujo linfático. Otras investigaciones que estudian el uso de los balnearios termales han descubierto no solo que activan la circulación, sino que incluso ayudan a perder peso. Pero pese a su fama profesional, estas técnicas son lo bastante seguras y sencillas para aplicarlas en casa y solo necesitan unos minutos. En muchos casos, 10 minutos al día bastarán para conseguir resultados.

índice

cepillado de la piel **86**

masaje **88**

tratamientos de agua y calor **90**

cepillado de la piel

El cepillado de la piel es el tratamiento que más a menudo se prescribe para la celulitis y el más fácil de aplicar. Utiliza unos suaves movimientos ascendentes que ayudan a activar la circulación sanguínea y linfática.

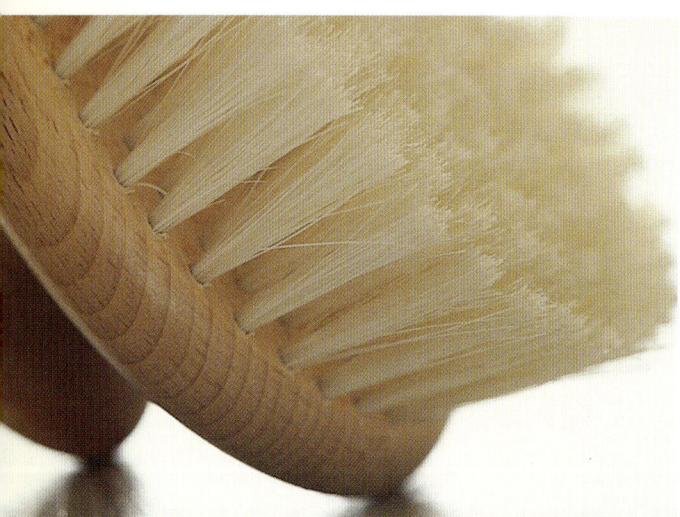

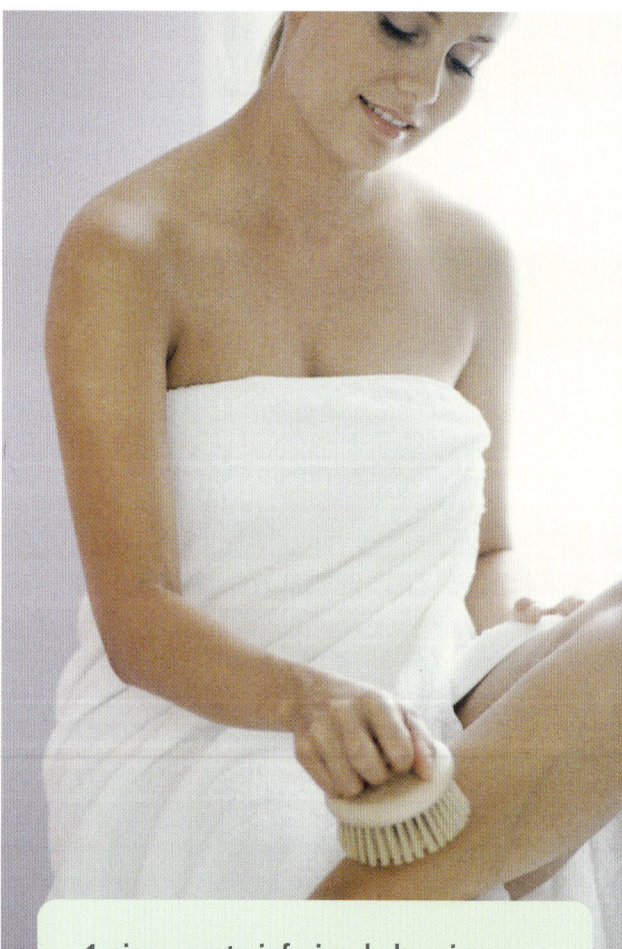

El mejor momento para cepillar la piel es por la mañana, antes del baño o ducha (con la piel todavía seca). Además de mejorar la circulación, también ayuda a eliminar las células muertas de la piel, que pueden ocasionar una piel seca y deshidratada, bajo la cual la celulitis es mucho más visible. Aunque quizá se sienta tentada de concentrarse solo en las zonas con celulitis, un cepillado de todo el cuerpo le garantizará que la circulación general mejore y estimulará las principales zonas linfáticas, incluyendo las que hay debajo de los brazos y en el cuello.

Elija un cepillo de cerdas naturales, con una dureza entre media y dura. Las cerdas sintéticas o las que son demasiado duras pueden arañar la piel. El cepillo debe ser, más o menos, del tamaño de su mano, con un mango entre corto y medio para llegar a los lugares difíciles. Lave el cepillo una vez a la semana con un poco de champú y cuélguelo para que se seque.

1 pies y parte inferior de las piernas
- Coja el cepillo y empiece por la planta del pie izquierdo. Aplique unos movimientos rítmicos y enérgicos para frotar toda la planta varias veces.
- A continuación, cepille la parte superior del pie, yendo hacia arriba y en dirección al tobillo.
- Pase ahora a la parte inferior de la pierna, cepillando toda la superficie con movimientos ascendentes.

objetivo 3: fisioterapia **87**

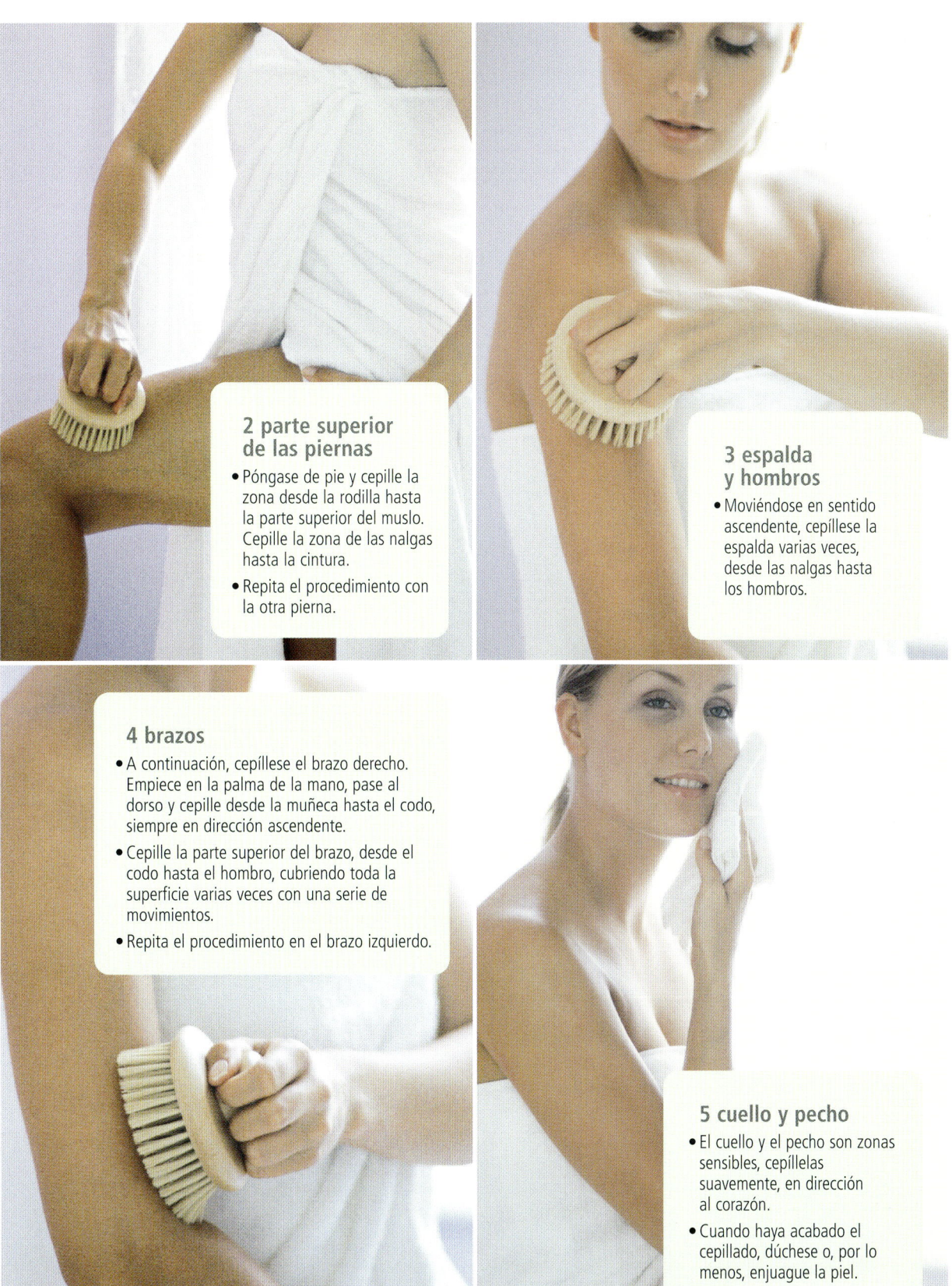

2 parte superior de las piernas
- Póngase de pie y cepille la zona desde la rodilla hasta la parte superior del muslo. Cepille la zona de las nalgas hasta la cintura.
- Repita el procedimiento con la otra pierna.

3 espalda y hombros
- Moviéndose en sentido ascendente, cepíllese la espalda varias veces, desde las nalgas hasta los hombros.

4 brazos
- A continuación, cepíllese el brazo derecho. Empiece en la palma de la mano, pase al dorso y cepille desde la muñeca hasta el codo, siempre en dirección ascendente.
- Cepille la parte superior del brazo, desde el codo hasta el hombro, cubriendo toda la superficie varias veces con una serie de movimientos.
- Repita el procedimiento en el brazo izquierdo.

5 cuello y pecho
- El cuello y el pecho son zonas sensibles, cepíllelas suavemente, en dirección al corazón.
- Cuando haya acabado el cepillado, dúchese o, por lo menos, enjuague la piel.

masaje

Cuando pensamos en un masaje contra la celulitis, muchas imaginamos un masaje intenso, casi una paliza. Aunque un profesional del masaje terapéutico puede usar la cantidad justa de fuerza para masajear de esa manera, la mayoría de nosotras pellizcamos y golpeamos demasiado fuerte o usamos los movimientos equivocados. Esto, en realidad, daña la septa, que será necesario reparar. Los movimientos bruscos también pueden perjudicar el flujo de la linfa, provocando un estancamiento mayor.

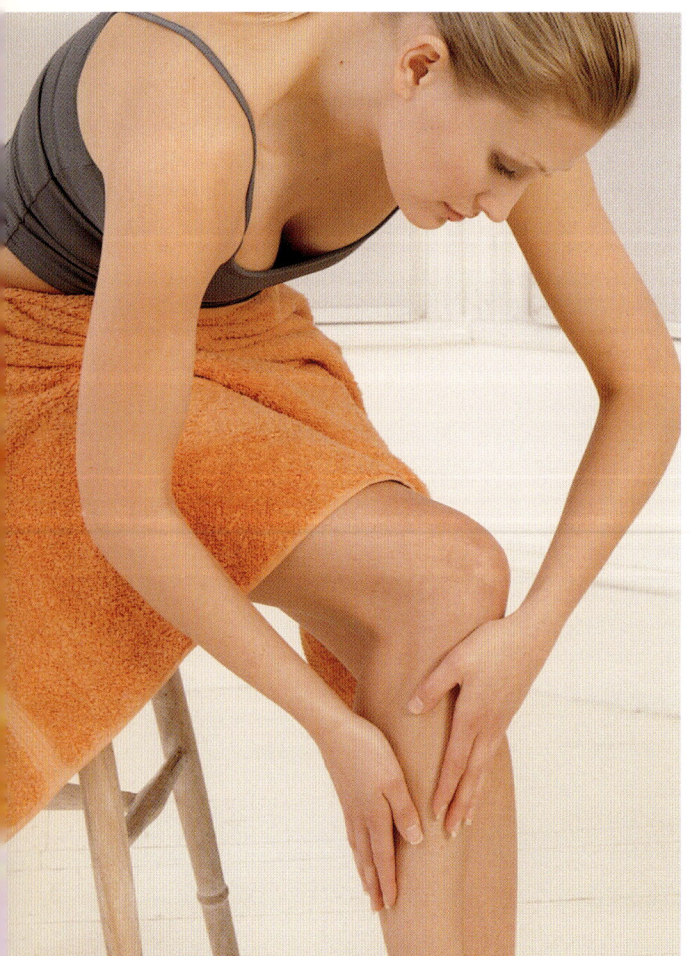

No obstante, aplicar un tipo acertado de masaje puede tener un poder increíble. Según los investigadores chinos, cuando se masajea el cuerpo, la temperatura de la piel aumenta. Esto ensancha el espacio entre las células corporales, permitiendo que la linfa circule más fácilmente.

Entonces, ¿cuál es el tipo de masaje adecuado para la celulitis? El más beneficioso es el llamado drenaje linfático manual, que combina movimientos amplios y suaves y técnicas de presión para estimular la linfa.

Un masaje de drenaje linfático completo siempre debe ser realizado por un especialista; de lo contrario, se puede dañar el sistema linfático; así pues, pida en su tienda de productos naturales o centro sanitario que le recomienden un profesional. No obstante, sí que puede aplicarse, usted misma, una forma muy suave de masaje linfático.

Cuide de que sus movimientos sean siempre amplios y suaves, para no dañar la septa ni la linfa.

objetivo 3: fisioterapia

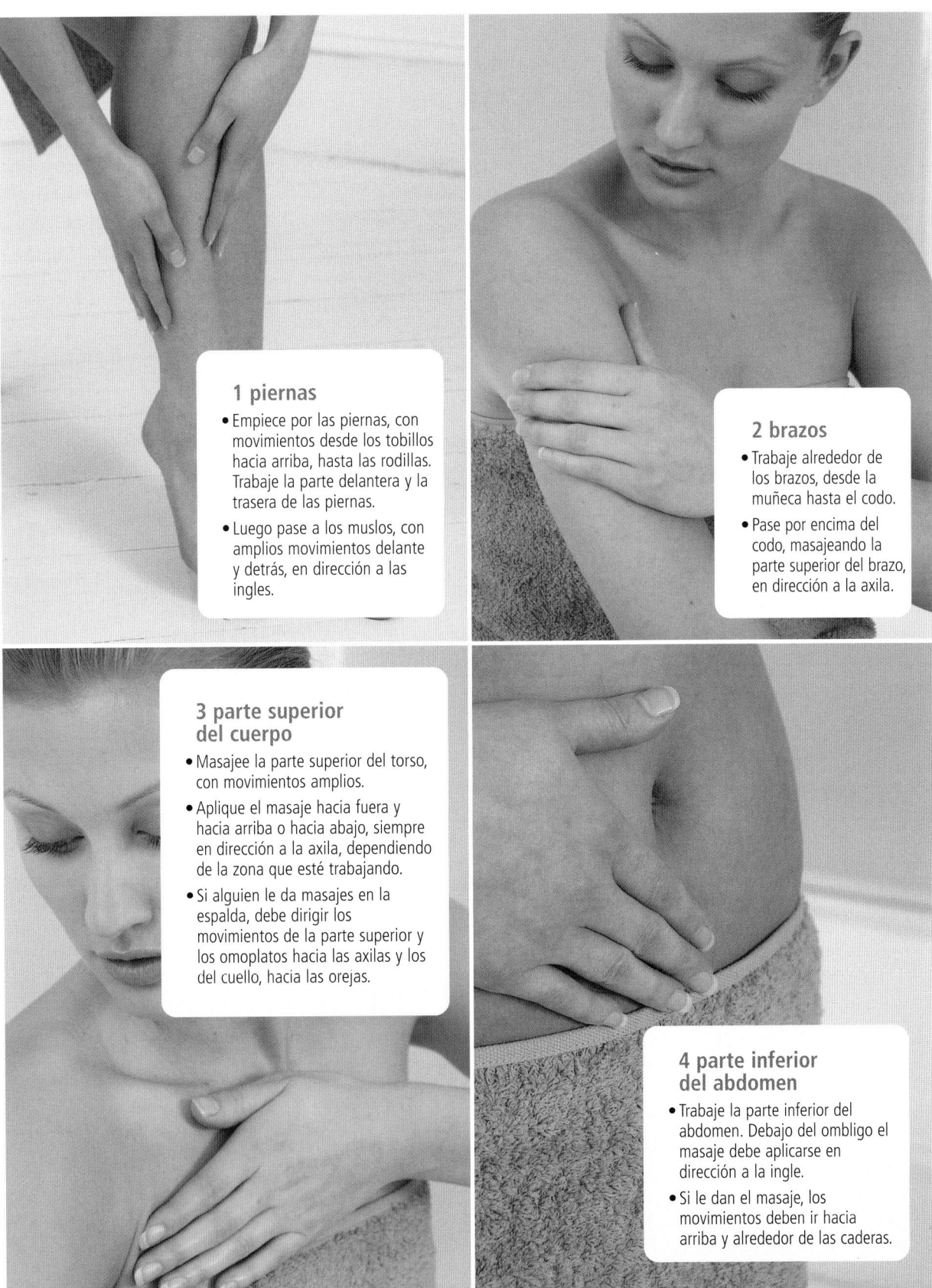

1 piernas
- Empiece por las piernas, con movimientos desde los tobillos hacia arriba, hasta las rodillas. Trabaje la parte delantera y la trasera de las piernas.
- Luego pase a los muslos, con amplios movimientos delante y detrás, en dirección a las ingles.

2 brazos
- Trabaje alrededor de los brazos, desde la muñeca hasta el codo.
- Pase por encima del codo, masajeando la parte superior del brazo, en dirección a la axila.

3 parte superior del cuerpo
- Masajee la parte superior del torso, con movimientos amplios.
- Aplique el masaje hacia fuera y hacia arriba o hacia abajo, siempre en dirección a la axila, dependiendo de la zona que esté trabajando.
- Si alguien le da masajes en la espalda, debe dirigir los movimientos de la parte superior y los omoplatos hacia las axilas y los del cuello, hacia las orejas.

4 parte inferior del abdomen
- Trabaje la parte inferior del abdomen. Debajo del ombligo el masaje debe aplicarse en dirección a la ingle.
- Si le dan el masaje, los movimientos deben ir hacia arriba y alrededor de las caderas.

tratamientos de agua y calor

Entre los tratamientos de agua y calor están la sauna, los baños de vapor y la hidroterapia, que pueden activar la circulación de forma espectacular. De hecho, durante una sauna, la circulación sanguínea desde el corazón aumenta hasta un 75 por ciento y el 70 por ciento de esa sangre llega a la piel. Por lo tanto, las toxinas transportadas por la sangre están más cerca de la superficie del cuerpo y, según dice la teoría, es más probable que sean excretadas con el sudor, aliviando parte de la presión del sistema linfático.

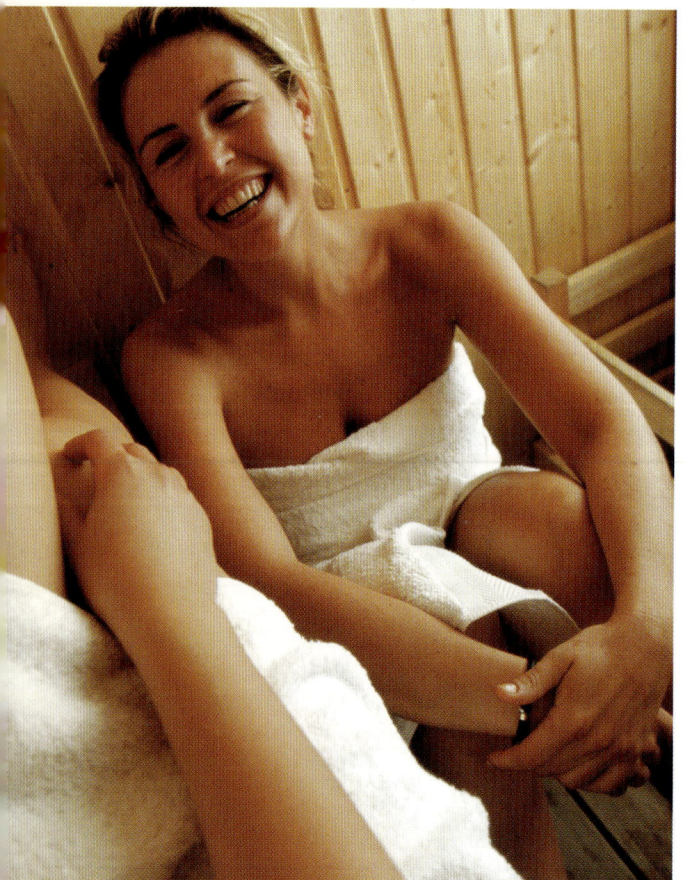

BAÑOS DE VAPOR Y SAUNAS

Aunque los adeptos aseguran que las saunas de 2-3 horas pueden descomponer los depósitos de grasa y ayudar a eliminar la celulitis por completo, no debe hacerlo sin supervisión médica. Obtendrá unos resultados igualmente positivos pasando 10-20 minutos cada vez a una temperatura que pueda soportar. No tome una comida pesada ni alcohol antes del tratamiento, pero beba mucha agua antes, durante y después de la sesión. Puede perder 30 gramos de líquido o más en una sauna, suficientes para deshidratarla.

Si está embarazada o tiene problemas de salud que afecten al corazón, la presión sanguínea, el sistema respiratorio o la piel, vea al médico antes de tomar una sauna o un baño de vapor para comprobar que no encierran peligro para usted.

HIDROTERAPIA

La hidroterapia es el uso terapéutico del agua y puede incluir tratamientos de baños, duchas y masaje con agua. Al igual que el masaje y el cepillado de la piel, la mayoría de tratamientos de hidroterapia tienen como objeto activar la circulación de la sangre y la linfa, mediante la fuerza del agua o con cambios de temperatura.

objetivo 3: fisioterapia

No obstante, investigaciones recientes muestran que la hidroterapia puede incluso estimular la pérdida de peso. Según un estudio publicado en el *New England Journal of Medicine*, los pacientes diabéticos que se sumergieron en una bañera caliente 30 minutos cada día, seis días a la semana, durante tres semanas, perdieron un promedio de 1,7 kilos cada uno.

Hay muchas maneras de aprovechar el poder de la hidroterapia, el más fácil de los cuales es un baño que use la presión del agua de una ducha como masaje. Para esto necesita una bañera con un brazo de ducha que alcance debajo del agua. Si su ducha está sujeta a la pared, compre otra que se puede adaptar temporalmente al grifo.

Recuerde trabajar siempre en dirección al corazón mientras desplaza la ducha piernas arriba. Si tiene problemas cardíacos, reduzca la temperatura del agua muy gradualmente, de caliente a fría. Si es propensa a la rotura de capilares, reduzca la temperatura del agua, mantenga la presión del agua baja y el agua un poco tibia.

Si no tiene bañera, eso no significa que no pueda usar la hidroterapia. Acabe cada ducha con un masaje de agua tibia de 2-3 minutos, con el agua a la máxima presión que pueda soportar y luego siga con un chorro frío de 1-2 minutos.

qué hacer y cuándo

tratamiento	cuándo hacerlo
cepillado de piel	cada día antes del baño o la ducha
masaje linfático manual	una vez a la semana
baños de vapor/saunas	una vez a la semana
baño de hidroterapia	por lo menos, tres veces a la semana

hidroterapia en casa

- Llene la bañera hasta la mitad con agua no muy caliente y añada aceites de aromaterapia (vea la página 95).
- Sumérjase en el baño durante cinco minutos y luego haga correr agua caliente por la ducha a la máxima temperatura.
- Trabajando siempre hacia arriba, use unos movimientos fluidos para dar masaje en los pies, las pantorrillas, los muslos y las caderas. Continúe durante 3-4 minutos.
- Ahora ponga el agua fría y continúe otros 2-3 minutos más. Si la bañera empieza a estar demasiado llena, saque el tapón del desagüe. Salga del baño y séquese con una toalla como de costumbre.

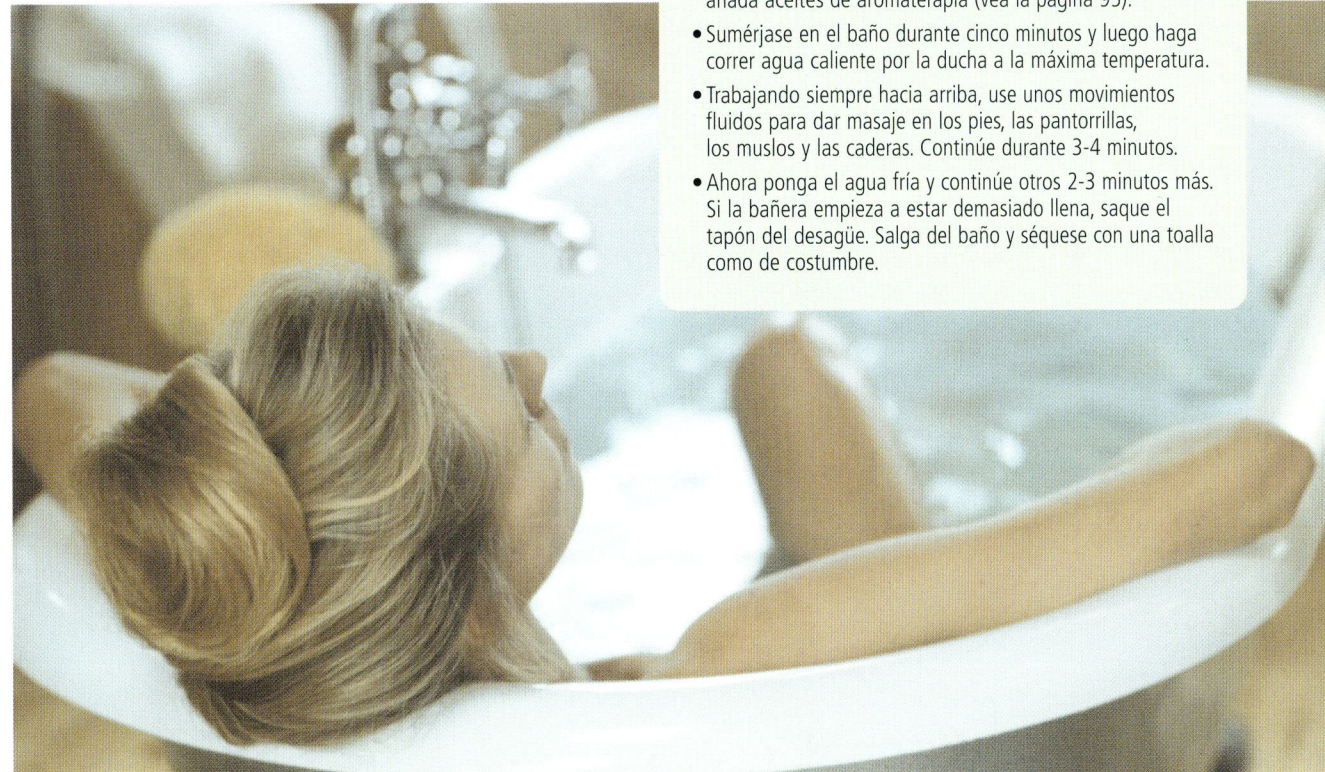

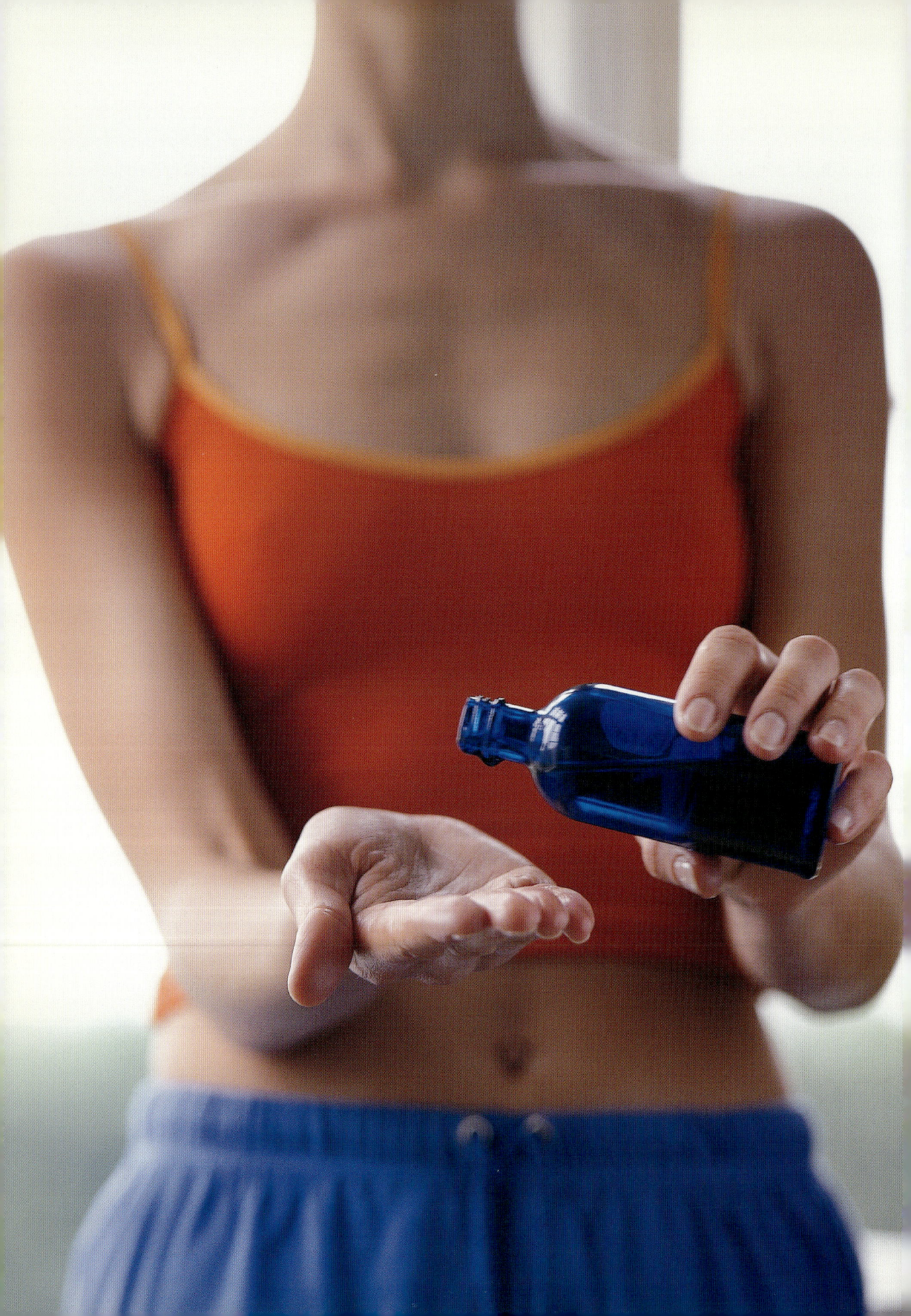

objetivo 4:
aromaterapia

La aromaterapia aprovecha el poder natural de los aceites esenciales para combatir la celulitis. Se trata de aceites concentrados extraídos directamente de las raíces, flores, frutos, semillas, tallos u hojas de las plantas. El aceite de una planta incluye muchos de los mismos elementos y tiene los mismos efectos que toda la planta; el aceite de naranja, por ejemplo, contiene vitamina C, igual que la fruta, mientras que el aceite de pimienta negra crea la misma sensación de calor en el cuerpo que los granos de pimienta en la lengua. Estas propiedades significan que los aceites de aromaterapia pueden tener unos efectos físicos o mentales poderosos.

La aromaterapia se centra en aceites que tienen un papel en la reducción de la celulitis y funcionan de diferentes maneras. Muchos aceites son diuréticos y ayudan a disminuir el exceso de líquido almacenado; otros activan la circulación y estimulan el flujo sanguíneo y linfático; otros fortalecen la piel y maximizan la regeneración sana del colágeno. También hay otros elementos que pueden ayudar de forma más indirecta al reducir el apetito o luchar contra el estrés, que puede llevar a buscar consuelo en la comida o aumentar los depósitos de grasa. Por lo tanto, combinar esas propiedades en una mezcla de aceites puede acelerar la eliminación de la celulitis por diversos medios.

Otro beneficio de la aromaterapia es que es una de las soluciones más agradables contra la celulitis. ¿Qué puede ser más placentero que sumergirse en una bañera llena de agua maravillosamente perfumada o hacernos sentir mimadas con un masaje?

índice

cómo usar la aromaterapia **94**

los mejores 10 aceites **96**

cómo usar los aceites

Los aceites esenciales pueden usarse de muchísimas maneras, desde quemadores que perfuman la habitación hasta aplicándolos directamente sobre la piel. No obstante, cuando se trata de combatir la celulitis, el masaje, el baño y la inhalación son las formas más eficaces de usarlos.

MASAJE

Aplicando aceites esenciales sobre la piel por medio del masaje se concentra el poder del aceite en la zona a tratar; las caderas, los muslos y las nalgas. Los aceites esenciales no deben usarse en estado puro sobre la piel, ya que pueden causar irritación o, incluso, ser tóxicos. Mézclelos primero con un aceite base, que penetrará en la piel sin peligro.

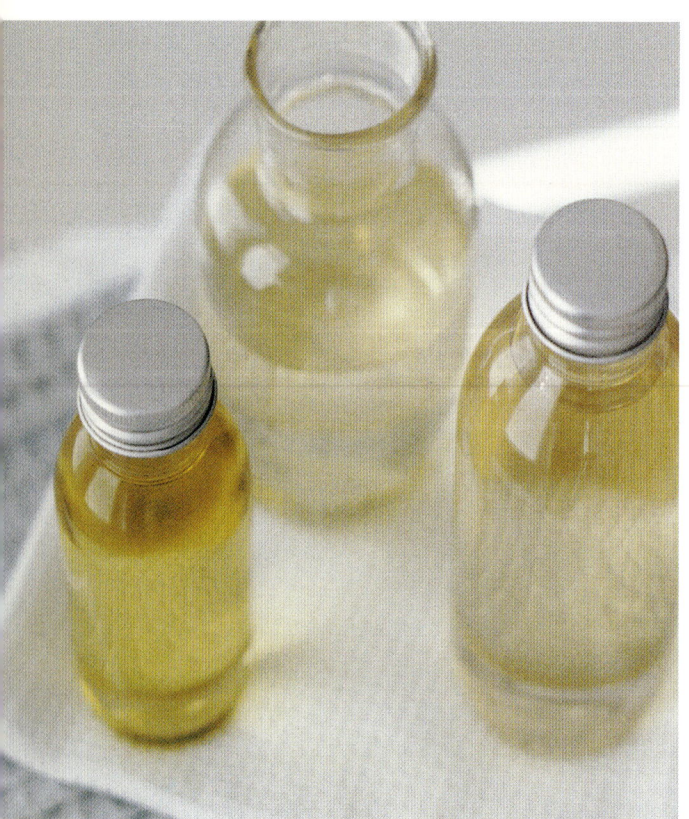

Hay muchos aceites base en el mercado, pero el de semillas de uva es particularmente adecuado para combatir la celulitis, ya que contiene unos niveles altos de antioxidantes que fortalecen la piel. No obstante, cualquiera que sea el que use, la regla es la misma: utilice la mitad de gotas del aceite esencial que mililitros haya de aceite base en la botella. Por ejemplo, añada un total de 12 o 13 gotas de aceites esenciales a una botella de 25 mililitros de aceite base.

Después de mezclar los aceites, póngase una pequeña cantidad en la palma de la mano para dar masaje en cada pierna, usando movimientos amplios y deslizantes de abajo arriba, hacia las ingles. Vea la página 88.

BAÑOS

Esta es la forma más sencilla de usar la aromaterapia, ya que los aceites son absorbidos por la piel mientras estamos en el agua. Conseguirá los máximos beneficios si llena la bañera y luego deja caer 3-6 gotas de aceite esencial en la superficie. Agite el agua para asegurarse de que no recibe una dosis concentrada en una zona de la piel. Puede usar mezclas de aromaterapia como parte de su baño de hidroterapia (vea la página 91).

INHALACIONES

Suelen usarse para tratar el estrés o los dolores de cabeza, pero también pueden desempeñar un pequeño papel en la lucha contra la celulitis, motivando o controlando la ansiedad de comida o el estrés. Poner 3-4 gotas de aceite en un pañuelo y respirar profundamente 5-10 veces.

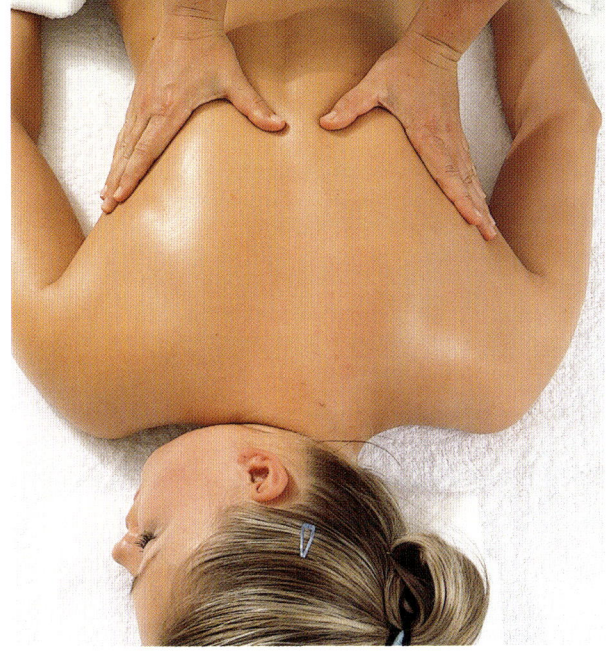

objetivo 4: la aromaterapia 95

qué hacer y cuándo

La frecuencia con que use los aceites depende del método en que decida aplicarlos; el masaje contiene una dosis más concentrada que el baño.

tratamiento	cuándo hacerlo
masaje	1-3 veces a la semana
baño	diariamente
inhalaciones	cuando las necesite, pero no más de 2-3 veces al día

LA MEZCLA DE ACEITES

Mezcle algunos de los aceites de la página siguiente o pruebe algunas de las mezclas que hay a continuación.

contra la retención de líquidos

Use sobre una celulitis blanda y esponjosa o si es probable que los líquidos sean la causa principal de su celulitis.

- 1 gota de hinojo
- 1 gota de ciprés
- 1 gota de pomelo
- 2 gotas de enebro

Mezcle con 10 ml de aceite base y úselo para el masaje o el baño.

para reafirmar la piel

Use sobre piel madura o como preventivo cuando haya perdido peso o líquido de la celulitis.

- 2 gotas de nerolí
- 2 gotas de semilla de zanahoria
- 1 gota de naranja

Mezcle con 10 ml de aceite base y use para el masaje.

para ayudar en la dieta

Úselo para ayudar a quemar grasas y reducir la ansiedad.

- 1 gota de pimienta negra
- 1 gota de pachulí
- 2 gotas de geranio
- 1 gota de neroli

Mezcle con 10 ml de aceite base y úselo para el masaje o el baño. Inhale para controlar el hambre.

consejos de aromaterapia

- Los aceites esenciales pueden ser muy potentes, así que no exceda la dosis recomendada.

- Haga una prueba con cualquier aceite, aplicando una diminuta cantidad en la piel en la parte interior del brazo. Si siente cualquier picor, irritación o enrojecimiento, no lo utilice.

- Algunos aceites pueden afectar a algunas dolencias como la epilepsia y la diabetes. Si padece alguna enfermedad, consulte a un profesional de la aromaterapia antes de tratarse usted misma.

- Muchos aceites no son adecuados para las embarazadas. Pida consejo profesional.

- Los aceites esenciales no deben utilizarse, nunca, para uso interno.

los mejores 10 aceites

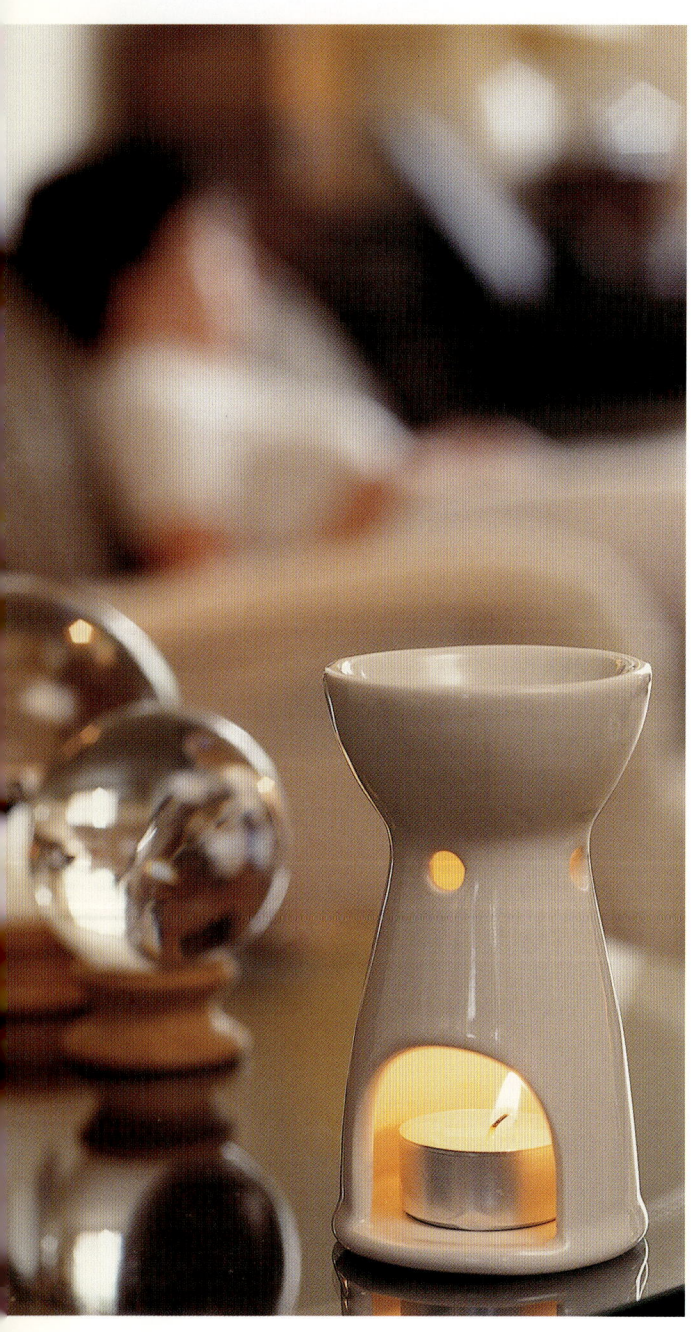

1 ciprés
Poderoso reductor de líquidos, este aceite con olor a pino es importante si su celulitis tiene un tacto o aspecto esponjoso, encharcado. También ayuda a regular la circulación y es muy bueno para otros problemas asociados con la circulación, como las venas varicosas. Parece tener propiedades para equilibrar las hormonas, que pueden contrarrestar algunos de los elementos de la celulitis relacionados con el estrógeno.
Cuidado: No lo use durante el embarazo.
Se mezcla bien con: Enebro, limón, naranja.

2 geranio
Fuertemente floral, este aceite desintoxica el cuerpo desde dentro. Es un buen diurético y ayuda a estimular tanto el hígado como los riñones. Activa el sistema inmunitario, estimula el sistema linfático y aclara la sangre, haciendo que la circulación sea más efectiva. El geranio también equilibra el cuerpo mentalmente, calmándonos cuando estamos estresados y dándonos energía cuando nos sentimos cansados.
Cuidado: No lo use durante el embarazo. Haga siempre una prueba en la piel antes de usarlo.
Se mezcla bien con: Semilla de zanahoria, pomelo, neroli, naranja.

3 neroli
Regenera las células dañadas y mejora la elasticidad y la hidratación de la piel. Trata las estrías, que con frecuencia van de la mano con la celulitis. Activador de la circulación, ayuda a resolver problemas como lo capilares rotos.
Su perfume floral y etéreo es bueno para aliviar el estrés y puede que la mejora resultante en la tensión muscular y el peso esté relacionada con esto.
Se mezcla bien con: Geranio, limón, naranja.

4 naranja

El aceite de naranja ayuda al cuerpo a absorber la vitamina C, que es vital para combatir el daño de los radicales libres y que puede reforzar los procesos naturales que llevan a la formación de colágeno. Estimula el flujo de la bilis en el hígado y, por lo tanto, ayuda a la digestión de las grasas, pero, al igual que la mayoría de aceites de cítricos, también estimula el apetito. Si la piel está congestionada, fomentará el sudor, ayudando a reducir las toxinas contenidas bajo la superficie; además, puede contribuir a mejorar la linfa.

Se mezcla bien con: Ciprés, geranio, enebro.

5 pomelo

Es un aceite que combate la grasa, ya que ayuda a estimular la producción de bilis en el hígado y es la bilis lo que ayuda al cuerpo a procesar las grasas. También estimula el sistema linfático y ayuda a equilibrar los niveles de líquidos. Tiene un efecto vigorizador y estimulante para la mente, por lo que es recomendable si empieza a estar harta de seguir una dieta o un programa de ejercicio. No obstante, puede aumentar el apetito.

Cuidado: No exponga la piel al sol después de usar aceite de pomelo.

Se mezcla bien con: Geranio.

6 semilla de zanahoria

Este aceite es un excelente tónico para la piel, y se puede usar como parte de los tratamientos de masaje reafirmante. Ayuda a reducir la retención de líquidos y estimula la formación de glóbulos rojos, aumentando la cantidad de oxígeno que llega a los tejidos y los fibroblastos de su interior. También ayuda a combatir la sensación de estrés y agotamiento. Pruebe a olerlo (tiene un perfume muy dulce) si necesita calmarse y eliminar la tensión o si quiere energía antes de empezar a hacer ejercicio.

Cuidado: No lo use durante el embarazo.

Se mezcla bien con: Enebro, limón, neroli, naranja.

7 hinojo

Si le cuesta seguir la dieta, el hinojo controla el apetito (aunque los amantes del regaliz pueden encontrar su olor a anises tentador). También ayuda a combatir la retención de líquidos y desintoxica el cuerpo. El hinojo puede tener propiedades antioxidantes y se usa como cura para las arrugas y las cataratas, ambas ligadas a la exposición a los radicales libres.

Cuidado: No lo use durante el embarazo o si tiene epilepsia. Haga siempre una prueba en la piel.

Se mezcla bien con: Geranio, limón.

8 enebro

El enebro desintoxica el cuerpo, aliviando la presión del sistema linfático y ayuda, también, a combatir la retención de líquidos. Es un regulador del apetito, así que inhale unas gotas en un pañuelo para ayudar a reducir el ansia por la comida.

Cuidado: No supere la dosis especificada; demasiado enebro puede hacer que los riñones trabajen demasiado, sobrecargándolos. No lo use durante el embarazo.

Se mezcla bien con: Ciprés, geranio, pomelo, naranja.

9 pimienta negra

Con su aroma picante y caliente, la pimienta negra es un buen estimulante para la circulación, dilatando los vasos sanguíneos en la zona donde se aplica. También tiene un efecto diurético y se cree que ayuda a digerir las proteínas, una parte importante de la dieta contra la celulitis. Ayuda a tonificar los músculos.

Cuidado: No la use pura sobre la piel y nunca más de 1-2 gotas en una mezcla para el masaje o el baño, ya que puede ser irritante.

Se mezcla bien con: Ciprés, geranio, pomelo, limón.

10 pachulí

Este es el aceite para quienes están a dieta. Frena el apetito pero también aclara las ideas si no está segura de algo (por ejemplo si duda entre tomar ese trozo de pastel de chocolate o no). Finalmente, el pachulí actúa directamente sobre las células de la piel, estimulando el crecimiento y sanando las fibras conectivas. Su exótica fragancia lo convierte en un aceite nocturno, pero algunas personas no pueden soportar su perfume.

Se mezcla bien con: Pimienta negra, geranio, neroli.

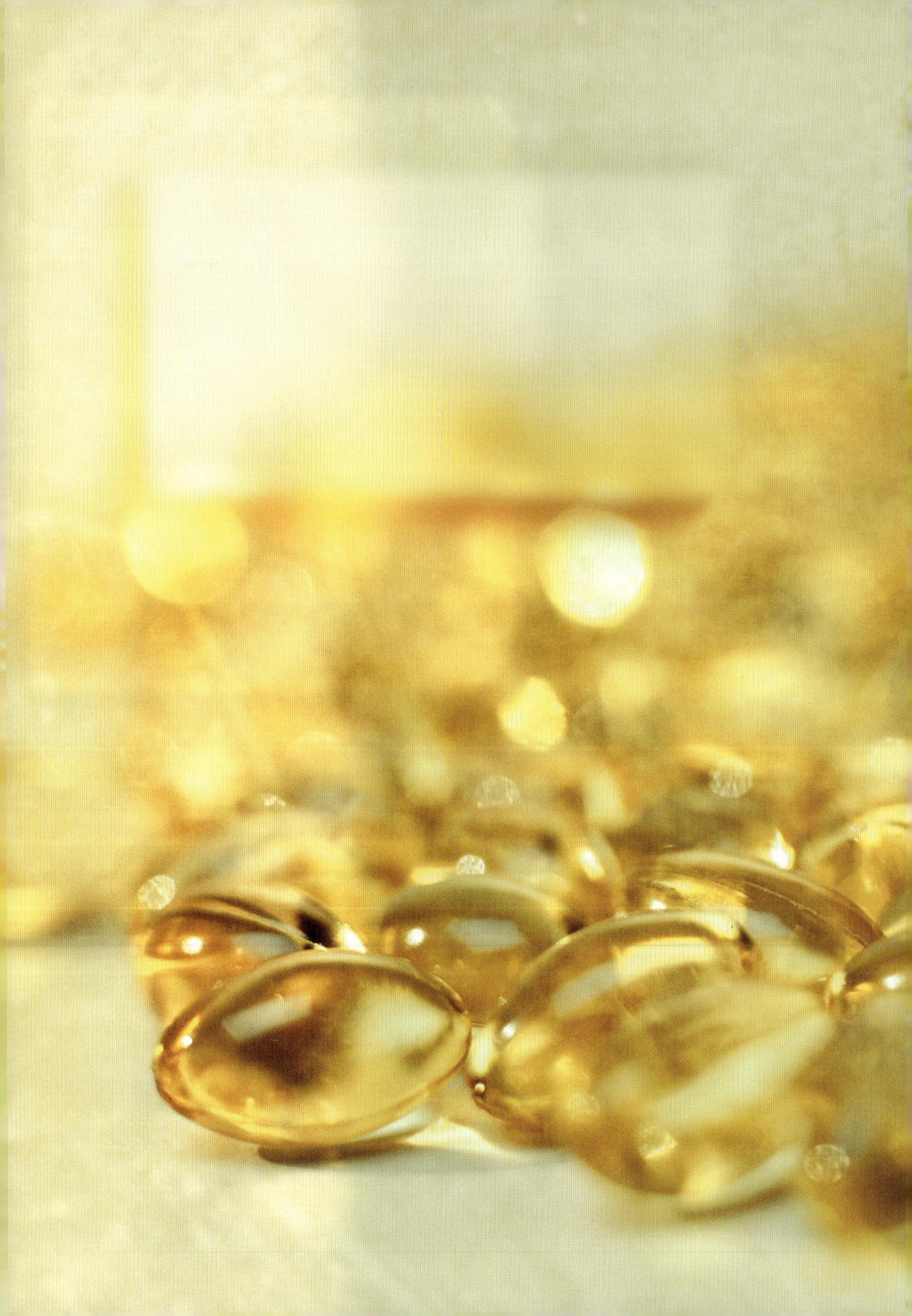

objetivo 5: complementos nutricionales

Mientras que la dieta, por sí misma, puede hacer milagros para eliminar la celulitis, también puede aumentar, todavía más, sus efectos usando complementos herbales o nutritivos, o incluso hierbas en estado natural que quizás ya utilice para cocinar. Esos complementos pueden tener propiedades para luchar contra la grasa, eliminar líquidos y fortalecer la piel y es esto lo que vamos a estudiar con los complementos.

Sería agradable pensar que los complementos funcionan solos y que no tendrá que seguir la dieta o el programa de ejercicios. No obstante, pese a lo que afirmen algunos fabricantes, no hay ninguna píldora mágica para curar la celulitis. Se han lanzado al mercado pastillas que se aseguraba que eliminaban la celulitis, pero las pruebas independientes no muestran los mismos índices de éxito que afirman los fabricantes. De hecho, cuando los investigadores de la South Bank University, de Londres, probaron una de esas pastillas, los sujetos aumentaron de peso, posiblemente porque creían que con la celulitis controlada con aquel medio milagroso, no importaba lo que comían ni el ejercicio que hacían.

En lugar de una cura completa, el papel de los complementos es incrementar todos los beneficios que está consiguiendo con las otras soluciones. En las próximas páginas, encontrará siete pastillas o pociones realmente importantes que debería pensar en tomar en cantidades relativamente grandes, más una serie de hierbas que puede incorporar en pequeñas dosis diarias (si así lo desea) a la comida que tome. Esto no significa que deba tomarlas todas. Algo que no necesita puede causar reacciones en el cuerpo que obstaculicen más que ayuden a la eliminación de la celulitis. Por ejemplo, si toma el diurético diente de león cuando no tiene exceso de líquido, puede deshidratarse y hacer que el cuerpo tenga una reacción de pánico y retenga más líquidos. Hay dos complementos que todo el mundo debe tomar a lo largo de todo el programa y los otros solo debe usarlos si cree que realmente los necesita.

índice

los siete combatientes   **100**
ponga sabor en su vida   **102**

los siete combatientes

Estos son los complementos y hierbas más importantes que debe tomar para que la ayuden a combatir la celulitis. Aunque muchos de ellos se encuentran, de forma natural, en su dieta, al tomarlos en forma de complemento puede ingerir dosis más concentradas que le garanticen que está obteniendo todos sus beneficios. Recuerde tomar solo aquellos más importantes para usted.

1 antioxidantes

Maximizar los antioxidantes que toma es una parte importante del programa contra la celulitis. El medio principal es con la comida; los investigadores están seguros de que los antioxidantes necesitan otros ingredientes de las frutas y hortalizas para rendir el máximo provecho. Por otro lado, si su dieta es buena, los complementos solo incrementarán el efecto. Los mejores nutrientes contra la celulitis (que no representan peligro a niveles altos) son la vitamina C y la vitamina E.

Qué cantidad tomar: Tome 3 gramos de vitamina C (el máximo que su organismo puede almacenar) en tres dosis iguales cada día.

2 *Gotu kola*

Científicamente conocida como Centella asiática, esta hierba se ha usado tradicionalmente para ayudar a una más rápida curación de las heridas. En las pruebas clínicas se ha demostrado que aumenta la formación de nuevo colágeno, lo cual es una buena noticia para quienes tienen celulitis y quieren mantener fuerte su septa. Los investigadores italianos han descubierto, también, que unas dosis de la hierba puede mejorar la circulación y reducir la retención de líquidos en personas con venas débiles.

Qué cantidad tomar: Tome 30 ml tres veces al día.

3 ácido linoleico conjugado (ALC)

Se encuentra corrientemente en la carne y los productos lácteos y hay cuatro estudios independientes que demuestran que este ácido graso aumenta la cantidad de grasa corporal que se quema durante la dieta y el ejercicio; también incrementa la cantidad de masa muscular sin grasa. En una prueba llevada a cabo por investigadores suecos de la Universidad de Uppsala, las pacientes que

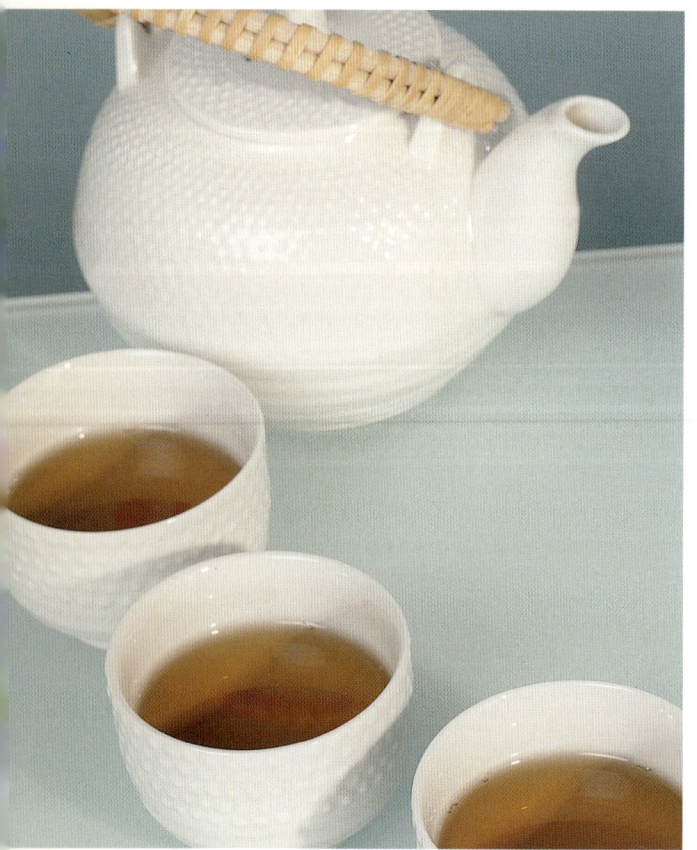

objetivo 6:
belleza y estética

Si hay algo que la mayoría de nosotras deseamos cuando tenemos celulitis es que se arregle rápido. Queremos que desaparezca ya, y es ahí donde la estética sirve de ayuda. Aunque la dieta y el ejercicio proporcionan los mayores beneficios en la lucha contra la grasa y las otras soluciones ayudan a cimentar esos beneficios a largo plazo, tendrá que esperar dos o tres semanas, por lo menos, antes de ver algún resultado y seis, como mínimo, antes de contar con el producto acabado. No obstante, la tarea primordial de la estética es hacer que se sienta mejor en lo que se refiere al aspecto que tienen ahora sus caderas y muslos. Esta es la única solución que hará que su celulitis mejore en veinticuatro horas.

No obstante, al igual que no hay una píldora milagro, tampoco existe una crema milagro. Lo que usted hará, básicamente, es disimular el aspecto de la celulitis hasta que las otras soluciones hagan su efecto. Pero aunque este arreglo rápido es un beneficio claro, eso no significa que solo sea una cortina de humo. Nadie está trabajando más intensamente para encontrar una cura para la celulitis que el sector de la cosmética y nunca antes ha habido tantos ingredientes que se demuestra que la combaten.

En todos los comercios se pueden encontrar cremas que pueden ayudar, de verdad, a reducir líquidos, que han probado que aumentan la elasticidad y la salud de la piel y que, incluso, pueden ayudar a quemar grasas.
La estética explica cómo encontrar esos productos y cómo usarlos para conseguir las máximas ventajas.

Finalmente, echaremos una ojeada a la tecnología más avanzada en la lucha contra la celulitis: los tratamientos en centros de estética; y examinaremos qué hacen, exactamente, con el fin de ayudarla a decidir si quiere incorporarlos a su programa.

índice

cremas hidratantes
   y contra la celulitis **106**
tratamientos en centros **108**

cremas hidratantes y contra la celulitis

Es una sencilla verdad de belleza que la mayoría de las mujeres creen que sus cuidados para la piel deben detenerse en el cuello y su cuerpo recibe, solamente, un poco de crema corporal muy de tarde en tarde. No obstante, la piel de nuestro cuerpo es incluso más susceptible de deshidratarse que la de la cara y esto puede hacer que la celulitis parezca mucho peor de lo que es en realidad.

Aunque la mayoría nos horrorizaríamos ante la idea de usar agua y jabón para la cara, nos metemos alegremente en bañeras llenas de burbujas. Es muy probable que los baños de burbujas resequen la piel, ya que tenemos tendencia a sumergirnos demasiado tiempo, en agua demasiado caliente. Como resultado, la piel del cuerpo suele estar crónicamente deshidratada y es más propensa a la celulitis ya que los rayos ultravioleta penetran más profundamente y provocan un mayor daño al colágeno y la elastina. Una piel deshidratada parece apagada, lo cual significa que la luz es absorbida a su interior y destaca todos los defectos. Además, la piel seca es más fina de lo que debería ser, justo lo suficiente para que las células de grasa que hay debajo sean más visibles.

La solución estética pasa por hidratar la piel por la mañana y por la noche, lo cual rellenará la capa superior, creando una zona ligeramente más gruesa entre su celulitis y el mundo exterior. La hidratación se puede alimentar con ingredientes particulares.

CREMAS CONTRA LA CELULITIS

Sustituir su crema corporal una vez al día por una crema que tenga ingredientes anticelulíticos hidratará su piel y a la vez atacará las causas de la celulitis. Las cremas anticelulíticas contienen diversos ingredientes. Los tres siguientes parecen ser los más beneficiosos.

aminofilina

Creada inicialmente para aliviar el asma, dos médicos informaron de que cuando las mujeres trataban sus piernas con la crema, éstas se afinaban. Afirmaron que la aminofilina penetraba en las células y hacía que la grasa se disolviera. Otros ensayos han discutido los resultados, pero las empresas que siguen trabajando con aminofilina

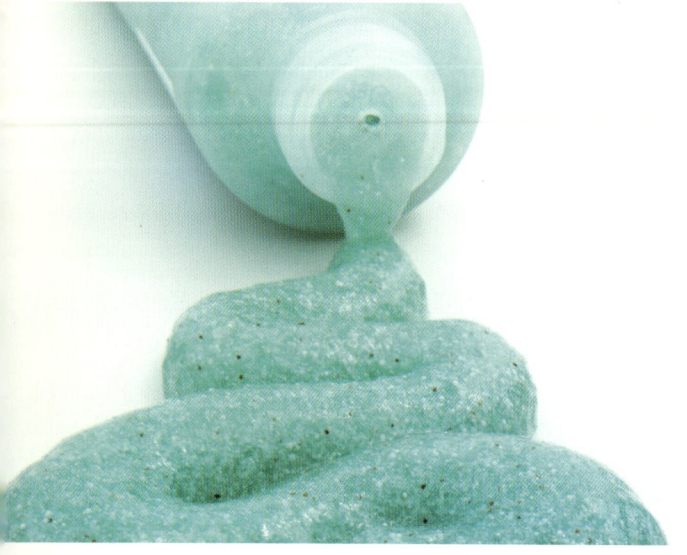

aseguran que la razón de que las otras pruebas no hayan funcionado es que una vez que la grasa ha pasado al torrente sanguíneo, no desaparece por sí misma; hay que hacer ejercicio para quemarla. Si compra una crema que contiene aminofilina, manténgala apartada del calor y úsela rápidamente.

centella asiática

Quizá reconozca este nombre por haberlo visto en la sección de complementos y, al igual que los estudios han demostrado que esta hierba (también conocida como *gotu kola*) puede ayudar a la celulitis desde el interior, parece ser que la aplicación tópica también es efectiva. Las pruebas de investigación han demostrado que aumenta la cantidad de colágeno nuevo que hay en una zona. Se afirma, igualmente, que ayuda a fortalecer los fibroblastos, impidiendo que actúen de forma anormal en el tejido celulítico. Y por último, puede tener propiedades diuréticas.

retinol

Es un derivado de la vitamina A antioxidante que se usa corrientemente en las cremas antiarrugas. Funciona acelerando la renovación de las células (que hacen que la piel actúe como si fuera más joven) y aumentando el índice de la producción de colágeno. Se ha demostrado que mejora la elasticidad de la piel alrededor de un 10 por ciento después de seis meses de tratamiento. Libera la septa y afloja la piel que hay encima de las células de grasa protuberantes, reduciendo el efecto abovedado de la celulitis.

autobronceador

Broncearse la piel es otra manera de reducir rápidamente el efecto granuloso, logrando que esos bultitos sean menos visibles y que usted se vea mejor. No obstante, como vimos en la página 15, tomar el sol es lo más perjudicial para su piel, así que el autobronceador es la respuesta. Si elige un producto de buena calidad y se toma tiempo para aplicárselo adecuadamente, puede disimular la celulitis en cuestión de horas.

EXTRAS AÑADIDOS

Estos ingredientes aumentarán los efectos de cualquier crema.

Rusco *(Ruscus aculeatus)*. Se ha demostrado que esta hierba mejora la circulación de las extremidades inferiores. Tiene también una ligera acción diurética.

Cafeína. Es uno de los principales ingredientes de las cremas anticelulíticas. Al igual que la aminofilina, la cafeína ayuda a liberar grasa de los depósitos. Es diurética y tonifica y reafirma la piel reduciendo el agua que hay en su interior, además de combatir la grasa.

Castaño de Indias *(Aesculus hippocastanum)*. Ayuda a activar la circulación sanguínea, refuerza las venas y los capilares y puede ayudar a impedir o reducir los efectos de las venas varicosas. También combate los líquidos.

Yedra *(Hedera helix)*. Reduce la retención de líquidos y hará que sus muslos estén un poco más firmes y delgados. No obstante, hay un riesgo bastante alto de que produzca alergia. Si tiene la piel sensible, haga una prueba en una pequeña zona durante unos días antes de usarla.

Mentol. Se dice que este gel refrescante aumenta la circulación. Además, el frescor constriñe la piel, reafirmando y tonificando los muslos.

cómo usar las cremas

Si quiere conseguir los mejores resultados de su crema anticelulitis, tiene que encontrar el momento adecuado. Si va a usar una crema de una vez al día, lo mejor suele ser aplicarla por la noche, ya que la piel es más permeable en ese momento y es más probable que absorba los ingredientes activos. Esto es incluso más importante si su crema contiene retinol, ya que la exposición a la luz lo destruye.

Para evitar que la crema se diluya, úsela después del baño o la ducha sobre la piel seca para que los ingredientes tengan el máximo de tiempo para ser absorbidos. Aplíquela con movimientos suaves y ascendentes, parecidos a un mini drenaje linfático (vea la página 88).

tratamientos en centros

Igual que hay numerosos productos de belleza, también hay una gran cantidad de tratamientos que aseguran que combaten la celulitis. Con una notable excepción, su principal cometido es hacerla menos visible, rellenando o reafirmando la piel a corto plazo. Decida usted misma si quiere probar alguno; no son esenciales para obtener resultados y, muy a menudo, su coste es enorme. En cualquier caso, estos son los tratamientos contra la celulitis más conocidos o prometedores que se aplican en los centros de estética.

MASAJES CONTRA LA CELULITIS

Combinan productos diuréticos o aceites con técnicas de masaje, en general las utilizadas en el drenaje linfático manual (vea la página 88). En buenas manos, acabará con una piel más lisa y una pérdida de líquido de los tejidos grasos. Su uso continuado debe ayudar a reducir el estancamiento de la linfa y, por lo tanto, impedir que la celulitis empeore. En todo caso, para conseguir unos resultados óptimos debe acudir a un profesional especializado en el drenaje linfático manual.

ENVOLTURAS DE GEL

Se extiende un gel terapéutico por todo el cuerpo, que luego se envuelve en mantas para provocar calor y hacer que sude. Los ingredientes del gel varían, aunque son corrientes las algas y el barro. Como están llenos de minerales, tienen una carga eléctrica negativa. La piel tiene una carga positiva, de forma que los minerales son atraídos al interior y así se provoca un equilibrio de los niveles de líquidos de su cuerpo. Las zonas secas se hidratan y las saturadas de agua (como la celulitis) ceden algo de su exceso de líquido.

Los geles a base de mentol enfrían la zona y tienen como objetivo tensar la piel y activar la circulación en las caderas y muslos. Al final del tratamiento, la piel se verá y notará más lisa y firme. Ambos tipos de envoltura ayudan a reducir los niveles de líquidos. Sin embargo, para que tengan un auténtico efecto, necesitará que los tratamientos sean semanales.

Cuidado: Si es alérgica al marisco, no se aplique envolturas de algas, ya que pueden provocar una reacción alérgica. También debe evitarlas cualquiera que tenga un problema de tiroides.

ENVOLTURAS DE VENDAS

Al igual que las de gel, utilizan geles de algas o mentol, pero en lugar de una manta caliente, el terapeuta la envuelve en vendas de tela o plástico. Esto ayuda a constreñir los tejidos y puede hacer que se pierda más líquido. Algunos anuncios afirman que se pierden 7 centímetros en una sesión, pero con frecuencia esa pérdida se calcula tomando medidas en quince sitios diferentes y sumando todas las pequeñas pérdidas. En cualquier caso, si el líquido es una parte importante de su problema de celulitis, los tratamientos regulares pueden representar una notable diferencia.

TRATAMIENTOS ELÉCTRICOS

Estos tratamientos llevan la cura con algas marinas un paso más lejos. En lugar de limitarse a aplicar el gel y dejar que penetre, los tratamientos eléctricos usan electrodos diminutos, colocados sobre la piel, para

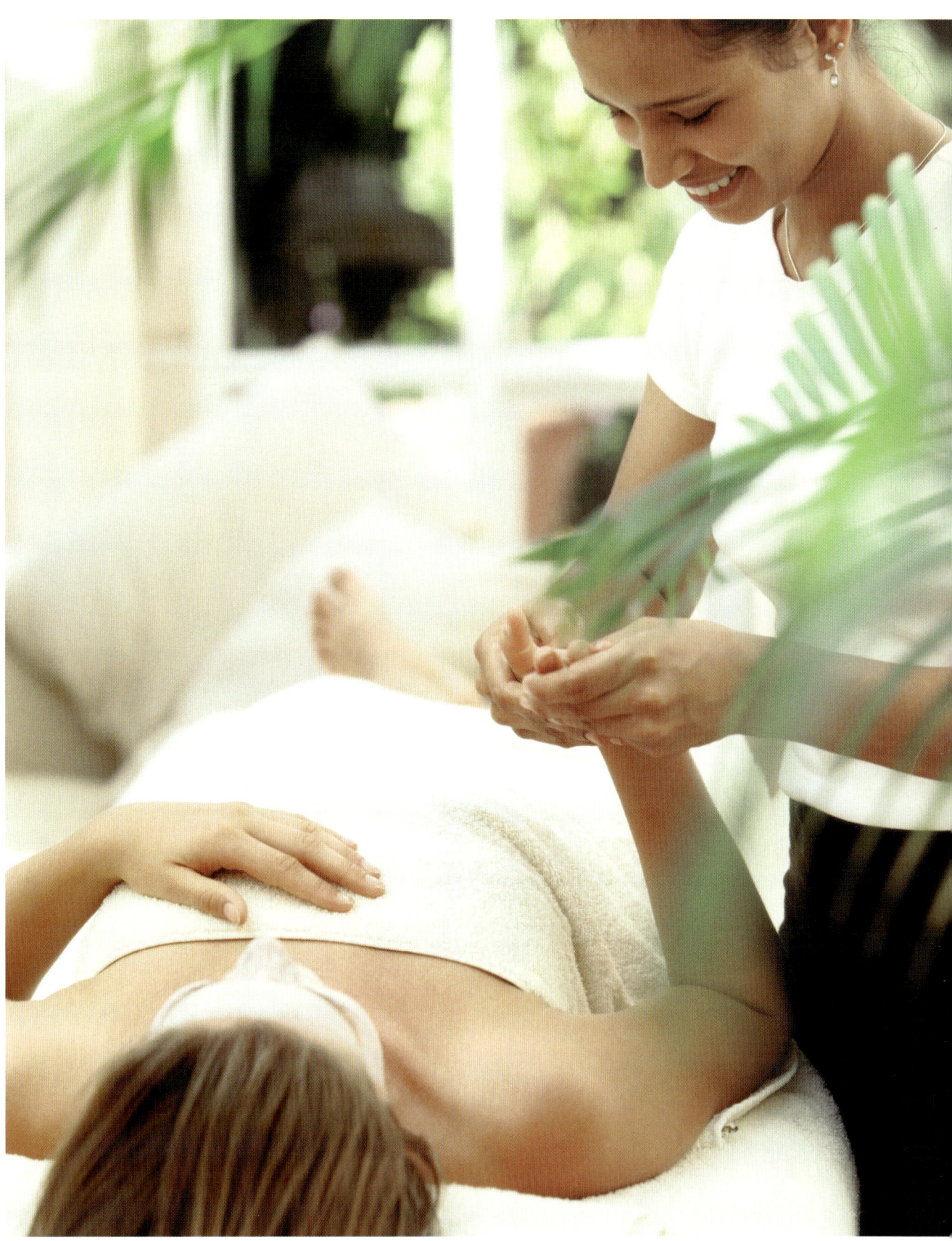

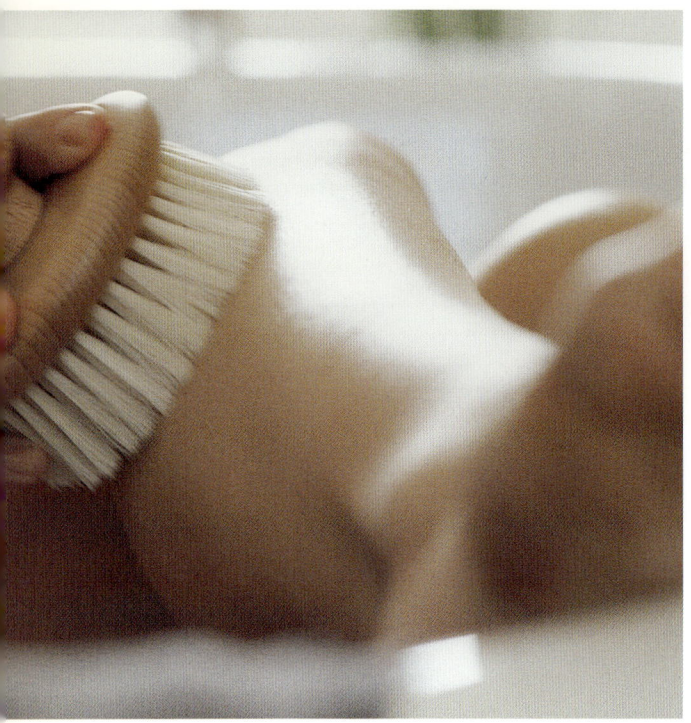

cargarla. La idea es que la carga extra hará penetrar los productos más profundamente en la piel de lo que sucedería normalmente. Algunos tratamientos utilizan, también, otro tipo de carga que «ejercita» los músculos de los muslos mientras la crema trabaja, afirmando y tensando muslos y nalgas. También en este caso, se notará la diferencia después de un único tratamiento y toda una serie puede reafirmar ligeramente tanto los músculos como las nalgas.

MESOTERAPIA

En este tratamiento, se determina la causa de la celulitis y se inyectan dosis de remedios debajo de la piel, de forma parecida a la usada con una aguja de tatuaje. Por ejemplo, si la culpable es la mala circulación, se usará un tratamiento para activarla, si el principal problema es la linfa, se usará un producto activador y fortalecedor. Se añade vitamina C para impulsar la producción de colágeno. Muchas pacientes reciben un cóctel de tratamientos, utilizando productos naturales como la centella asiática. Se recomiendan una o dos sesiones semanales, durante 4-8 semanas. Luego hay un mantenimiento de cuatro semanas, una vez al año. Los profesionales afirman que pueden reducir la celulitis en un 40-50 por ciento en 3-4 tratamientos y quizá llegar a

¿la cirugía estética puede ser de ayuda?

En este momento, la respuesta es no. La liposucción deshace el tejido graso que hay bajo la piel y luego lo extrae del cuerpo. Aunque es excepcionalmente buena para eliminar centímetros y adelgazar caderas, muslos y nalgas, no se ocupa de la septa dañada en la zona, así que, en realidad, no elimina la celulitis. Y aunque al retirar las células grasas se garantiza que no volverá a ganar peso en esa zona, si no vigila el peso, la grasa irá a algún otro sitio, quizá creando celulitis en el vientre, por ejemplo.

No obstante, las técnicas de cirugía estética se perfeccionan cada día y la liposucción se combina con procedimientos de microcirugía que cortan la septa de la zona donde se aplica la liposucción. También se consiguen buenos resultados en pacientes que siguen tratamientos de endermología después de la liposucción. No obstante, recuerde que cualquier intervención quirúrgica entraña riesgos y no debe ser emprendida a la ligera. La liposucción debería ser un último recurso como medio de tratar la celulitis o cualquier tipo de aumento de peso.

eliminarla por completo. El tratamiento debe ser aplicado por alguien con formación médica y en la mayoría de países (excepto Francia) su disponibilidad es limitada.

ENDERMOLOGÍA

Esta técnica se usa en Francia desde la década de los ochenta, pero solo fue ampliamente conocida cuando la Food and Drug Administration, de Estados Unidos, la aprobó como tratamiento que reduce temporalmente el

objetivo 6: belleza y estética

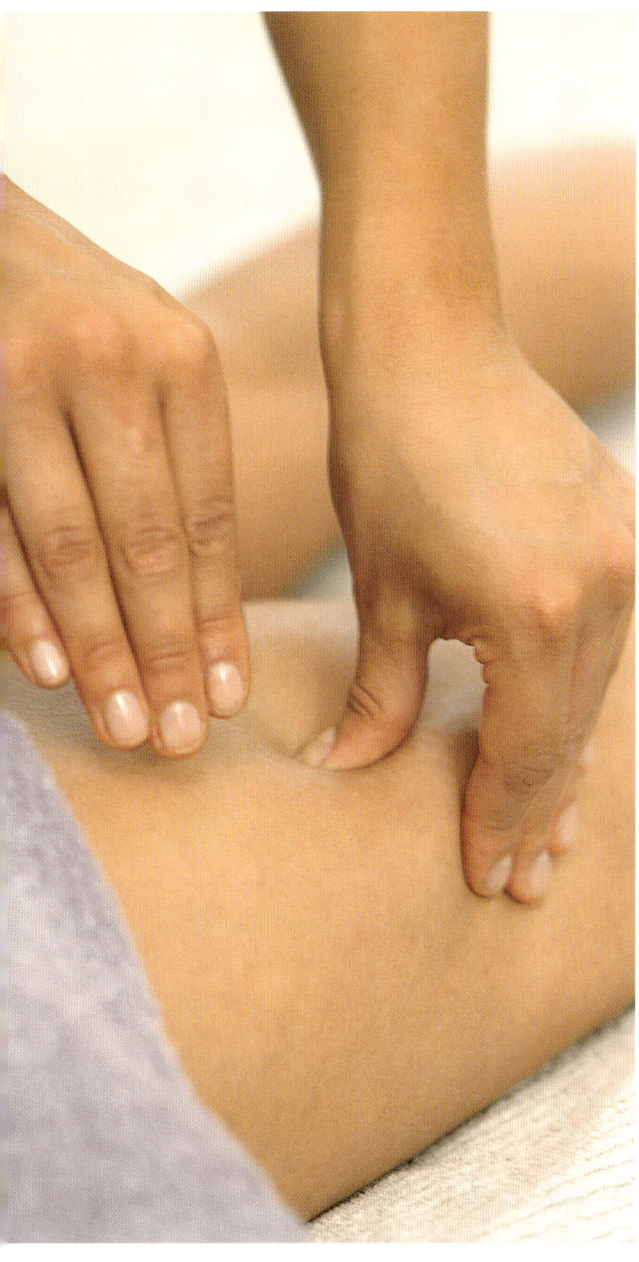

Se requieren diez sesiones, y un mantenimiento de dos veces al año para mantener los resultados.

MASAJES ULTRASÓNICOS

Este tratamiento, relativamente nuevo, utiliza ondas de ultrasonidos para, según se dice, romper las células grasas y disolverlas. La grasa liberada pasa al torrente sanguíneo y es excretada, sin peligro, fuera del sistema. Este método apareció como consecuencia indirecta de una nueva técnica de liposucción que, para descomponer la grasa, usa ondas ultrasónicas en lugar del método manual normal (la idea es que reduce los moretones). Por otro lado, en la liposucción, la grasa es absorbida fuera del sistema y eliminada; lo que preocupa en el caso de los ultrasonidos es dónde va a parar la grasa. ¿Se reabsorbe, se expulsa del cuerpo o se adhiere al interior de las arterias? En los próximos años se realizarán más ensayos de este tratamiento.

qué hacer y cuándo

tratamiento	cuándo hacerlo
crema corporal	después del baño o la ducha (si está haciendo un masaje con aromaterapia, sáltese la crema)
autobronceador	el primero o el segundo día que empiece el programa y cada 3-4 días a partir de entonces
cremas anticelulitis	cada noche
tratamientos en un centro de estética	una vez a la semana o según las recomendaciones del profesional

aspecto y tacto de la celulitis. Se trata de una mezcla de succión y rodillos que aplican un intenso masaje a las células grasas, descomponiéndolas. También estimula la circulación, lo cual, se dice, elimina la grasa. Lo que hace que la endermología sea verdaderamente diferente es que los rodillos estiran la septa, evitando que tire de la piel hacia abajo y cree los hoyos característicos. Un ensayo, publicado en el *Aesthetic Surgery Journal*, reveló que las mujeres perdían 1,34 centímetros en los muslos después de siete tratamientos.

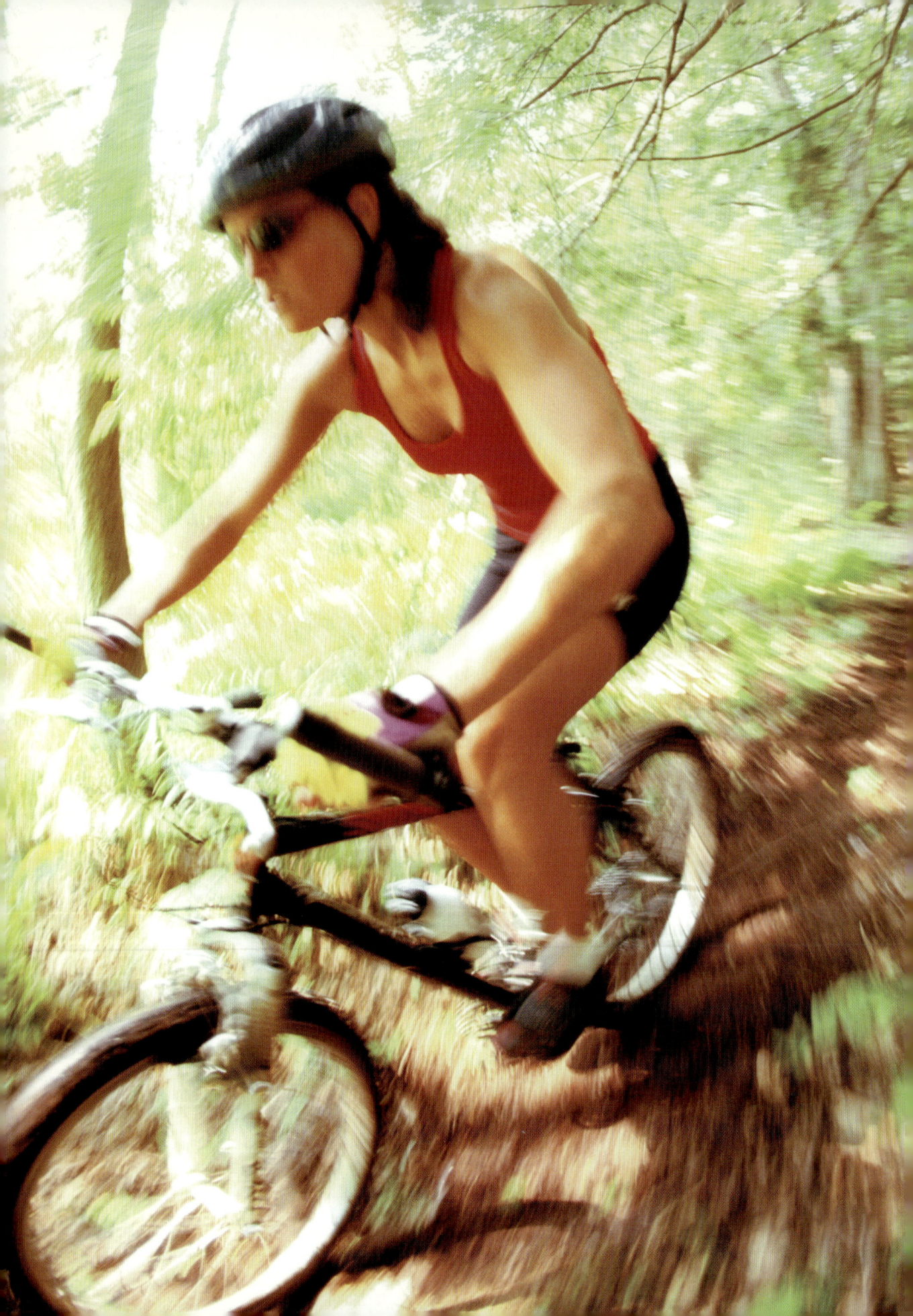

objetivo 7:
el papel
de la mente

Hasta ahora nos hemos centrado en los elementos físicos de la celulitis; el propósito de la solución psicológica es ofrecerle una gran puesta a punto mental. Aunque este es un problema puramente físico, una actitud mental positiva aumentará al máximo las posibilidades de que todo el proceso se vea culminado por el éxito. Según las investigaciones realizadas por el National Weight Control Registry, de Estados Unidos, el 82 por ciento de quienes han conseguido perder peso tras haber fracasado antes, dijeron que la principal razón de que esta vez su programa funcionara fue que estaban realmente motivados y decididos a ser fieles a su decisión. Lo mismo puede decirse del ejercicio; todos los preparadores físicos le dirán que el único modo de tener éxito con un nuevo programa de ejercicios es entregarse a él en cuerpo y alma. Si es así, ceñirse a la dieta y el ejercicio será fácil y eso garantiza los resultados. Parte de la solución psicológica es, por lo tanto, explicar cómo puede hacerlo.

La solución psicológica es más que una arenga. Se ha demostrado, de forma concluyente, que nuestro modo de pensar y la manera en que actúa nuestro cuerpo están intrínsecamente ligados. La razón de que sea más probable que caigamos enfermos cuando estamos sometidos a tensión es que un estrés de larga duración inhibe el sistema inmunitario. Y a la inversa, las sustancias químicas producidas cuando estamos contentos bloquean el virus del resfriado, impidiéndole invadir nuestras células y haciendo que sea menos probable que cualquier virus nos afecte. Llevando esta conexión mente-cuerpo un paso más lejos, muchos expertos dietistas creen que nuestro modo de pensar también cambia la manera en que nuestro cuerpo reacciona ante la presencia de comida. Ser conscientes de esto puede ayudarnos a maximizar la pérdida de peso y combatir los antojos y los deslices.

Y por último, aunque no menos importante, como parte de esa puesta a punto mental, abordaremos el problema de la mala imagen corporal. No importa cuánto peso pierda ni lo mucho que mejore su celulitis, si tiene una mala imagen de su cuerpo, seguirá sintiéndose descontenta consigo misma. Para tener realmente éxito con el plan, es preciso que cambie esto radicalmente.

índice

pensamiento positivo **114**

imagen corporal **116**

pensamiento positivo

El primer paso en la solución psicológica es hacer que su mente piense positivamente sobre lo que puede lograr y cómo puede hacerlo. Muchos psicólogos creen que su mente se esforzará por conseguir lo que cree que usted quiere en la vida; así pues, es preciso que le envíe los mensajes acertados.

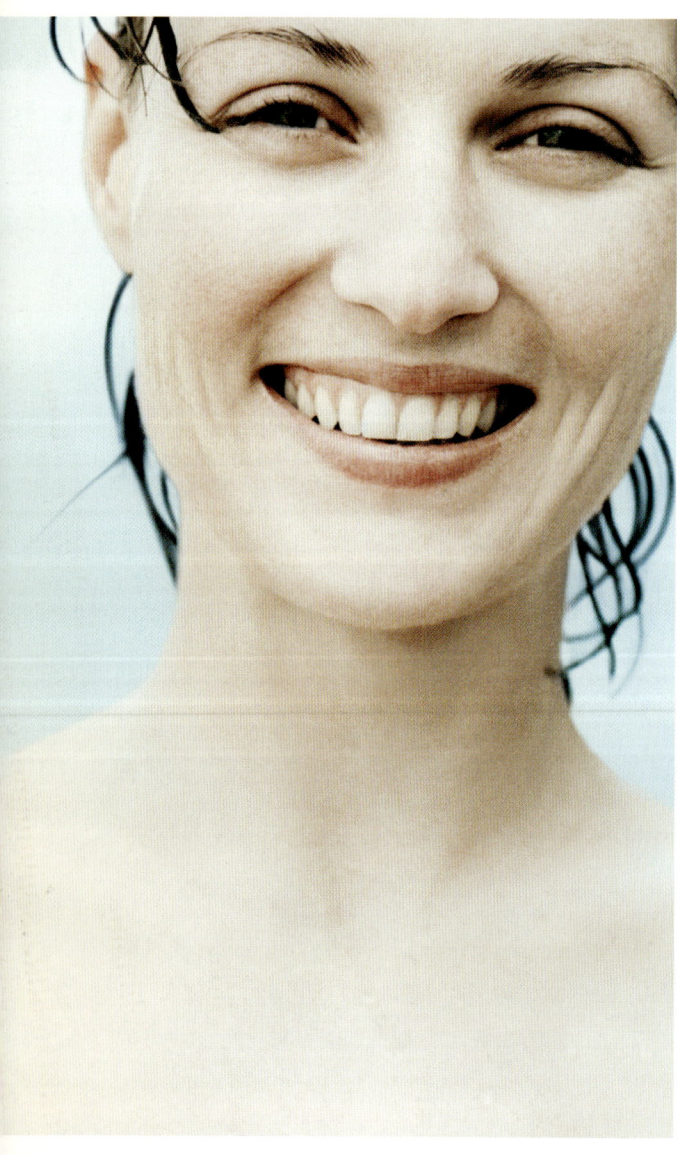

¿Cuántas veces se ha mirado al espejo y ha pensado: «Estoy demasiado gorda», «Tengo un aspecto horrible» o incluso «Nunca conseguiré librarme de esta celulitis»? Muchos psicólogos opinan que si se dice estas cosas, su cerebro las entenderá como órdenes y pensará: «No, no lo conseguirás». También creen que el cerebro no puede diferenciar entre órdenes positivas y órdenes negativas. Así que si usted se dice: «No voy a fracasar con este programa anticelulitis. No tiraré la toalla», lo que su cerebro oye es: «Voy a fracasar y tiraré la toalla». Por lo tanto, no la anima a tomar decisiones sanas y no la mantendrá motivada para seguir adelante.

Por añadidura, los sentimientos negativos causan estrés y el estrés de larga duración puede provocar celulitis al aumentar los niveles de cortisol (una hormona acumuladora de grasa). También el estrés a corto plazo puede causar problemas. Si se siente desdichada porque acaba de romper su dieta con un delicioso bollo, cuanto más vueltas le dé, más tensión acumulará. Esto provoca la liberación de gran cantidad de sustancias químicas en el cuerpo, aumentando el riesgo de que las calorías que hay en lo que está comiendo se conviertan en grasa.

Igualmente, las emociones negativas desequilibran el cerebro y van ligadas a unos niveles más bajos de serotonina, la hormona del placer. Uno de los medios más rápidos de devolver serotonina a nuestro sistema es por medio de los alimentos que contienen féculas o azúcar. Así pues, puede ser que los pensamientos negativos pongan en marcha antojos de comida que harán que sea menos probable que se mantenga fiel a su dieta.

COMBATIR LOS PENSAMIENTOS NEGATIVOS

Veamos, pues, ¿cómo se sale de la trampa de las ideas negativas y se entra en las ideas positivas? El medio más sencillo es usar afirmaciones; repetirse, cada día, lo que quiere conseguir y cómo lo va a hacer. Hágalo en forma positiva; por ejemplo: «Voy a combatir mi celulitis hoy». A continuación, explique cómo; por ejemplo: «Voy a dar mi paseo de 30 minutos más rápido que ayer. Voy a comer cinco raciones de fruta y hortalizas y me voy a regalar un masaje de aromaterapia como es debido». Repítaselo tres veces o, mejor aún, escríbalo tres veces; luego dé el primer paso para lograr una de esas cosas; coja un plátano o pida hora para el masaje. Recuerde evitar las frases negativas ya que no estimularán a su cerebro para que la ayude.

Sin embargo, su pensamiento positivo no acaba aquí. Necesita afirmar lo que ha conseguido al final de cada día. Mire lo que quería hacer ese día y tache lo que ha hecho. Si encuentra algo que no ha hecho, no se castigue, averigüe el porqué y encuentre una solución para conseguirlo la próxima vez. Por ejemplo, si no dio su paseo porque llovió todo el día, ¿podría haber subido y bajado las escaleras durante 20 minutos durante la pausa del almuerzo? Cuantas más soluciones encuentre, más éxito tendrá.

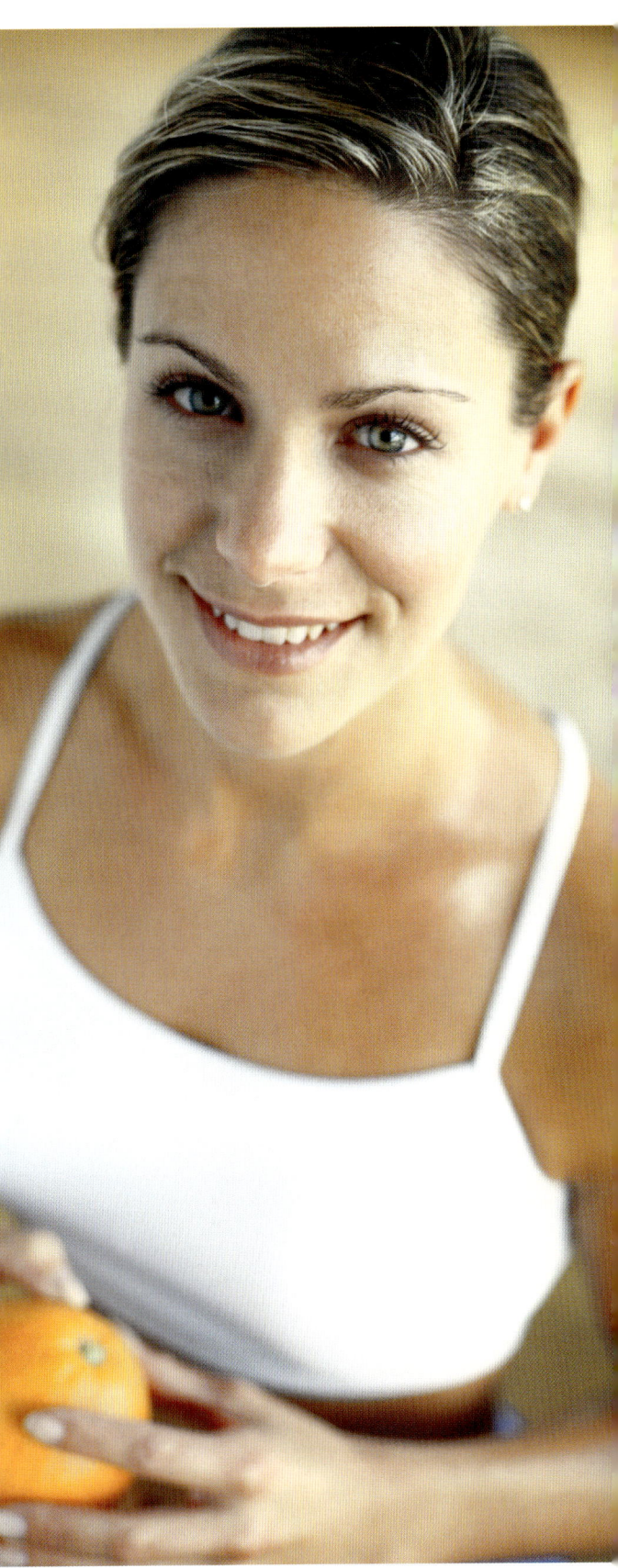

efectos culturales

Muchas de nosotras hemos sido educadas para pensar de forma negativa; en muchas culturas eso es más aceptable que pensar bien de una misma, algo que se ve como jactancioso y poco atractivo. Se ha calculado que, cuando cumplimos 18 años, la mayoría hemos recibido 25.000 elogios (la mayoría antes de cumplir los 3 años) y 225.000 comentarios negativos.

imagen corporal

Será mucho más difícil pensar positivamente si, cada vez que se mira al espejo, invaden su mente sentimientos negativos, porque cree que está gorda o que nunca alcanzará el éxito ya que es un caso desesperado. La diferencia entre pensar que está gorda (tanto si lo está como si no) y saber que tiene que perder unos kilos, pero sin castigarse por ello, es extremadamente importante cuando se trata de alcanzar el éxito en este o en cualquier otro plan.

La razón es que si no tiene una imagen sana de su cuerpo antes de empezar a perder peso, nunca lo considerará posible. Seguirá pensando que ha fracasado, cuando, en realidad, habrá perdido un 80 por ciento de su piel de naranja y tendrá un aspecto general más esbelto y en forma. O quizás esté contenta de sus muslos, pero no lo estará de las bolsas de su barriga. Ambas reacciones harán que sea menos probable que mantenga los resultados cuando hayan acabado las seis semanas.

CAMBIAR DE IMAGEN

Una vez haya entrado en ese ciclo de éxito-fracaso, cambiar su cuerpo puede resultar muy difícil. Cada vez que empiece un programa de dieta y puesta a punto dará por sentado (aunque sea de forma subconsciente) que fracasará y esto hará que sea más difícil empezar con la actitud positiva que necesita.

Combatir una mala imagen física es, por lo tanto, vital para el éxito. Es probable que lleve un tiempo sintiéndose así, de modo que le costará un tiempo adaptar su manera de pensar. No obstante, hay muchas técnicas que puede aplicar durante las próximas seis semanas para poner en marcha el cambio de actitud. La parte final de la solución psicológica es realizar uno (o más) de los ejercicios siguientes cada día o siempre que sienta la necesidad de hacerlo.

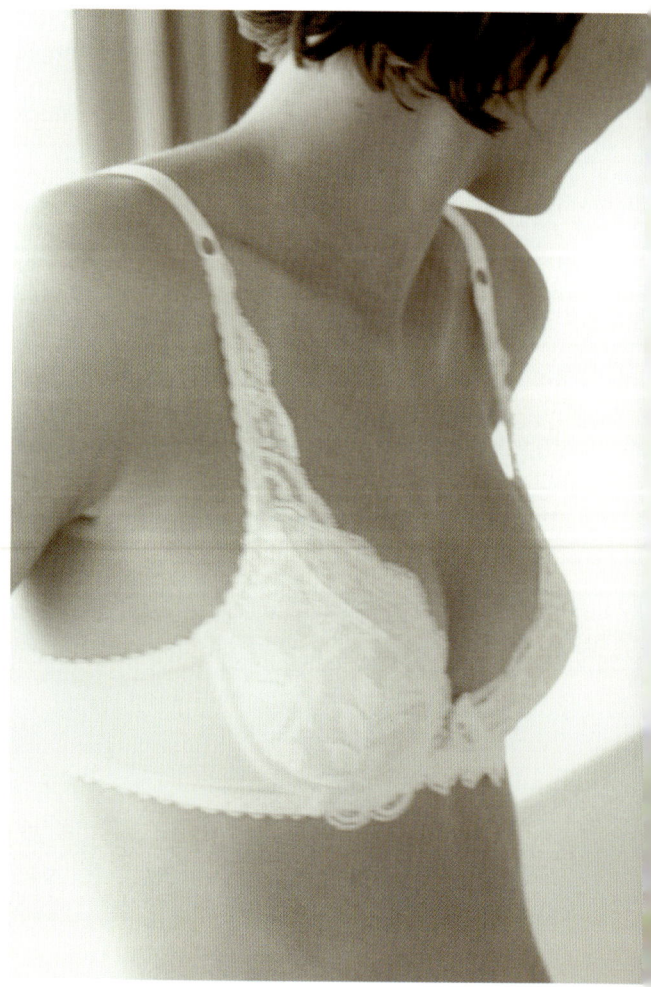

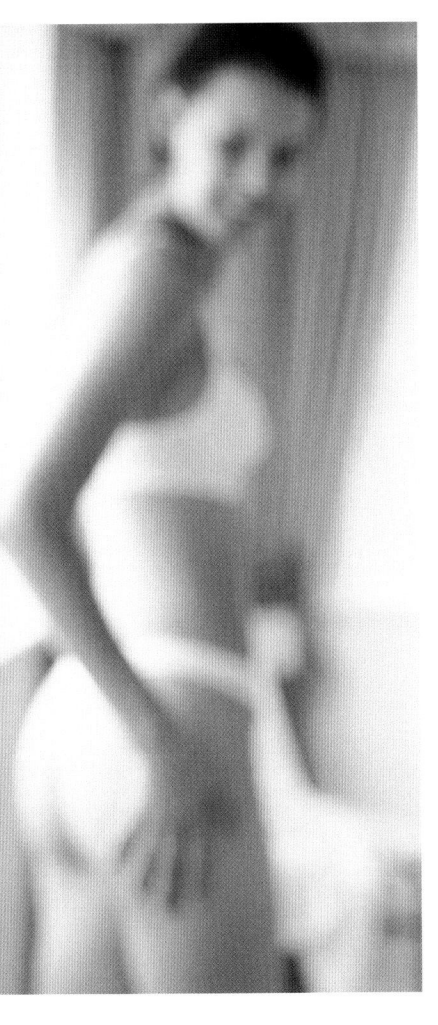

basta de pensamientos negativos

1 Piense en su factor desencadenante. La mayoría de las personas con una mala imagen corporal no la desarrollaron por sí mismas. Puede que fuera algo que dijeron en la escuela o la manera en que sus padres la llamaban «gordita» de niña. Mire hacia atrás y procure identificar cómo se inició su manera de pensar y, luego, vea si hoy tiene realmente sentido. Nueve de cada diez veces, no lo tiene.

2 Haga callar esa voz. Si alguien la criticara cada vez que la viera, probablemente le diría que se callara o dejaría de escuchar. Entonces, ¿por qué se escucha a usted misma? La próxima vez que se diga que está gorda, póngase a tararear, llame a alguien por teléfono o haga unos cuantos abdominales para apartar su mente de esos pensamientos.

3 Pase dos minutos cada día frente al espejo mirándose; la mayoría de personas que odian su cuerpo no lo miran. Llegará a verlo de forma más neutral y será menos probable que lo juzgue cada vez que se vea de refilón.

4 Elimine toda la ropa que le viene estrecha. Véndala o désela a una organización benéfica. Cada vez que la ve refuerza el hecho de que no está tan delgada como antes y eso la hace sentir fracasada, cuando, de hecho, es usted simplemente normal.

5 Esfuércese en la solución del ejercicio. Una investigación realizada por la Universidad de South Florida descubrió que solo seis semanas de ejercicio favorecían en gran manera la imagen corporal, no porque el cuerpo hubiera mejorado, sino porque las mujeres empezaban a juzgarlo por lo que podían conseguir, no por el aspecto que tenía.

6 Pruebe el poder de las flores. Los remedios de las flores de Bach o las esencias Bush de flores australianas tienen la energía sanadora de las plantas y pueden ayudar a calmar males psicológicos. Puede que a usted le funcionen.

7 Mire, de verdad, a otras mujeres. Muchas de nosotras solo vemos cuerpos de mujer en las revistas o en la televisión y esos cuerpos no son normales. Mire a otras mujeres en el gimnasio, en la playa, en cualquier sitio, y pronto comprenderá que hay mujeres de todos los tamaños y medidas y que nadie es perfecto.

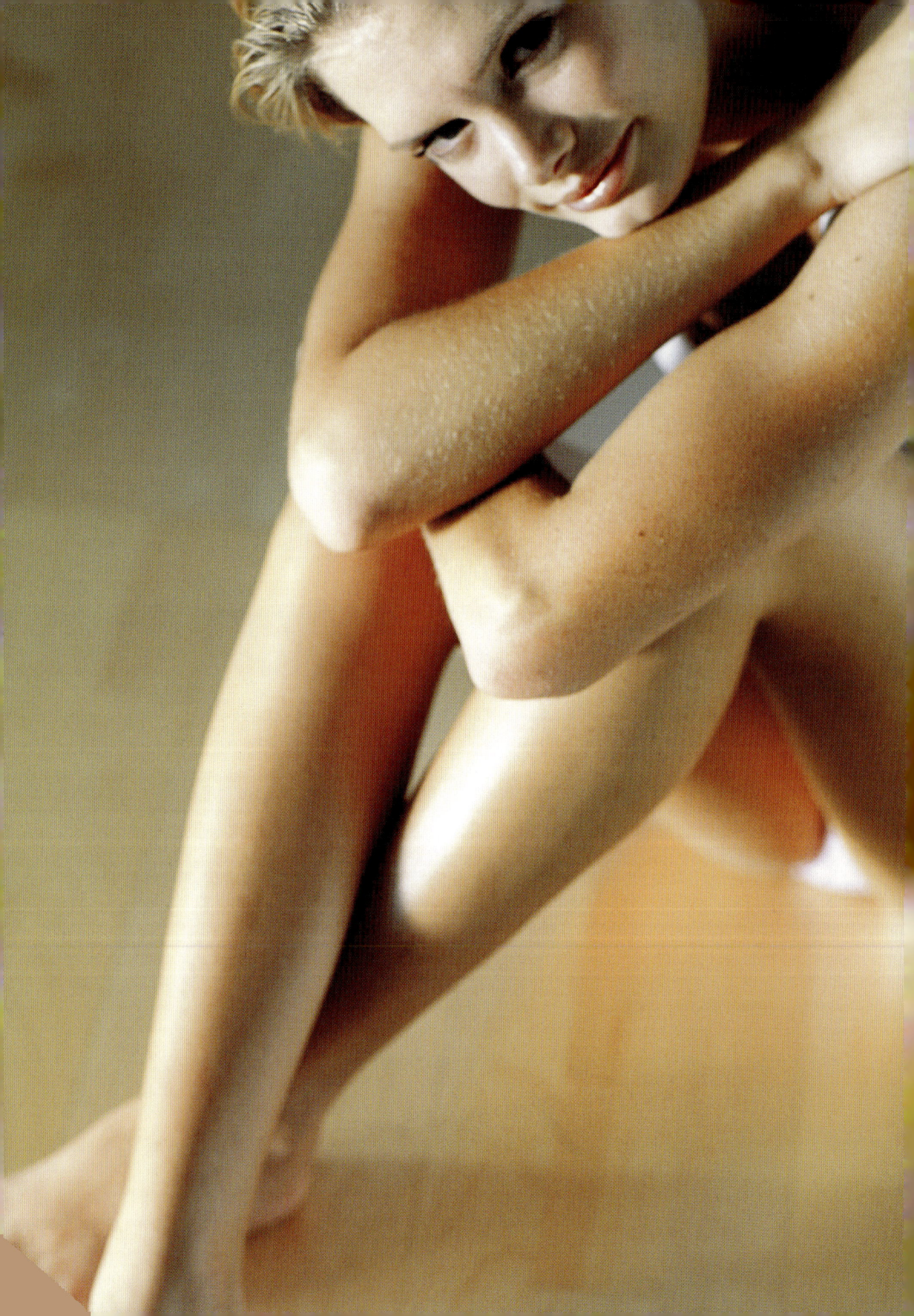

vivir sin celulitis

Tanto si ha seguido el plan durante seis semanas como si lo ha hecho durante seis meses, para cuando haya terminado debería haber obtenido los resultados que desea.
No obstante, si quiere que su piel superlisa siga siéndolo tiene que saber cómo cuidar su cuerpo. Como ya hemos visto, hay muchos elementos de la vida moderna que hacen que la celulitis sea casi inevitable, así que si quiere romper el molde, es necesario que adapte su vida para asegurarse de que esos elementos causan menos daños.

Si ha seguido los objetivos durante, por lo menos, seis semanas, habrá convertido en costumbre todas las buenas actitudes; su cerebro ya no pensará en su nuevo estilo de vida como en algo extraño, lo considerará normal. Por lo tanto, si vuelve a una dieta de comida basura y se pasa la tarde tumbada en el sofá, en lugar de dando un paseo, se sentirá igual de anormal haciendo esas cosas que cuando hizo los cambios positivos durante las primeras semanas. Es algo estupendo y debe aprovecharlo en su beneficio, manteniendo el ejercicio y las comidas sanas como parte de su vida. No obstante, esto no significa que siga sin tomar un bocadillo para almorzar ni salir por la noche con las amigas de vez en cuando ni que nunca pueda regalarse un domingo de pereza en la cama. Todo en la vida tiene un equilibrio y cuidar la celulitis no es ninguna excepción.

Esta sección le enseñará ese equilibrio. Analizará qué comer para garantizar que su dieta le proporciona todos los beneficios del plan anticelulitis, pero sin tener que estar eliminando constantemente el pan, el azúcar o la grasa. Verá exactamente qué ejercicio necesita hacer para mantenerse en su nueva forma y cómo maximizar los resultados con el mínimo esfuerzo. Además, examinará muchas otras actitudes inocuas para la celulitis que la beneficiarán física, mental y estéticamente. En pocas palabras, se asegurará de que en lo sucesivo le encante mirarse al espejo.

índice

qué comer **120**

el papel del ejercicio **122**

cómo cuidar la piel **123**

vencer malas costumbres **124**

qué comer

Adoptar una dieta que no favorezca la celulitis es una de las cosas más importantes para mantener a raya los bultitos. Esto requiere tres etapas.

1 VIGILE EL PESO Y HUYA DE LAS COMILONAS

Mantener el peso puede ser peliagudo; volvemos, de nuevo, a comer como antes y, de repente, el peso aumenta. Como esta dieta no se basa en pasar privaciones, es menos probable que quiera darse un atracón. Y si quiere salir por ahí y pasarlo en grande, hágalo, siempre que vigile lo que come después.

Mantener su nueva figura delgada le exigirá menos calorías. Para asegurarse de que no vuelve a recuperar peso, examine nuevamente cuáles son sus necesidades calóricas calculando, otra vez, su índice metabólico. Tome su peso en kilos y multiplíquelo por 92,4. Ahora multiplique el resultado por el factor de actividad usado anteriormente (vea la página 25). La cifra resultante es la cantidad de calorías que puede comer cada día sin aumentar de peso.

Procure que lo que come en siete días le dé ese promedio diario, en lugar de tratar de ceñirse rígidamente a esa cantidad cada día. Esto le permitirá salir por la noche, sin preocuparse de lo que coma y luego compensar el daño a lo largo de los días siguientes, en lugar de matarse de hambre el día después (lo cual suele acabar provocando otro atracón). Finalmente, pésese una vez al mes y póngase un límite de aumento de peso de 1-2 kilos. Si supera ese límite, reduzca de nuevo lo que come hasta que haya perdido el peso sobrante.

2 CONTROLE LOS LÍQUIDOS E IMPIDA SU RETENCIÓN

Recuerde, no es solo la grasa lo que llena los depósitos, también pueden hacerlo los líquidos. Aunque las comidas saladas ya no están prohibidas en su plan dietético, debe reducirlas al mínimo, eligiendo versiones bajas en sal de sus comidas favoritas. Procure no superar los 5 gramos de sodio al día. Si los supera, aumente los alimentos ricos en potasio (como los plátanos, las peras, las uvas, los puerros y el repollo) que le ayudarán a compensar el exceso de sodio.

Puede que también tenga ganas de volver a comer trigo. Es bueno saber que aunque padezca una ligera intolerancia al trigo, haber estado un tiempo sin tomarlo significa que, ahora, su cuerpo será menos sensible a él y, por lo tanto, puede volver a introducirlo en su programa de comidas. No obstante, hágalo lentamente, tome una comida que contenga trigo solo un día de cada dos y pase luego a cada día. Llegue hasta dos comidas que incluyan trigo al día, si quiere.

Mientras lo hace, escuche a su cuerpo: ¿Han cambiado sus evacuaciones? ¿Está hinchada o aumenta de peso, a pesar de vigilar las calorías? ¿Tiene dolores de cabeza o se encuentra más cansada que antes? Si es así, vuelva a reducir la cantidad de trigo que toma ya que está claro que es sensible a ese cereal y puede ser que tenga que limitarlo a una comida al día o incluso a una a la semana.

Finalmente, el medio más fácil de reducir la retención de líquidos es ser fiel a esos ocho vasos de agua al día.

3 COMBATA LOS RADICALES LIBRES PARA REDUCIR EL DAÑO QUE CAUSAN

Si tiene el peso y el líquido bajo control, los radicales van a ser sus mayores enemigos. Siga tomando complementos con nutrientes antioxidantes y cíñase a las cinco raciones de fruta y hortalizas al día, ya que se ha demostrado que combaten los perjuicios de los radicales libres. Procure mantener bajo su nivel de azúcar; se considera que hasta 40 gramos al día es una cantidad inocua, así que lea las

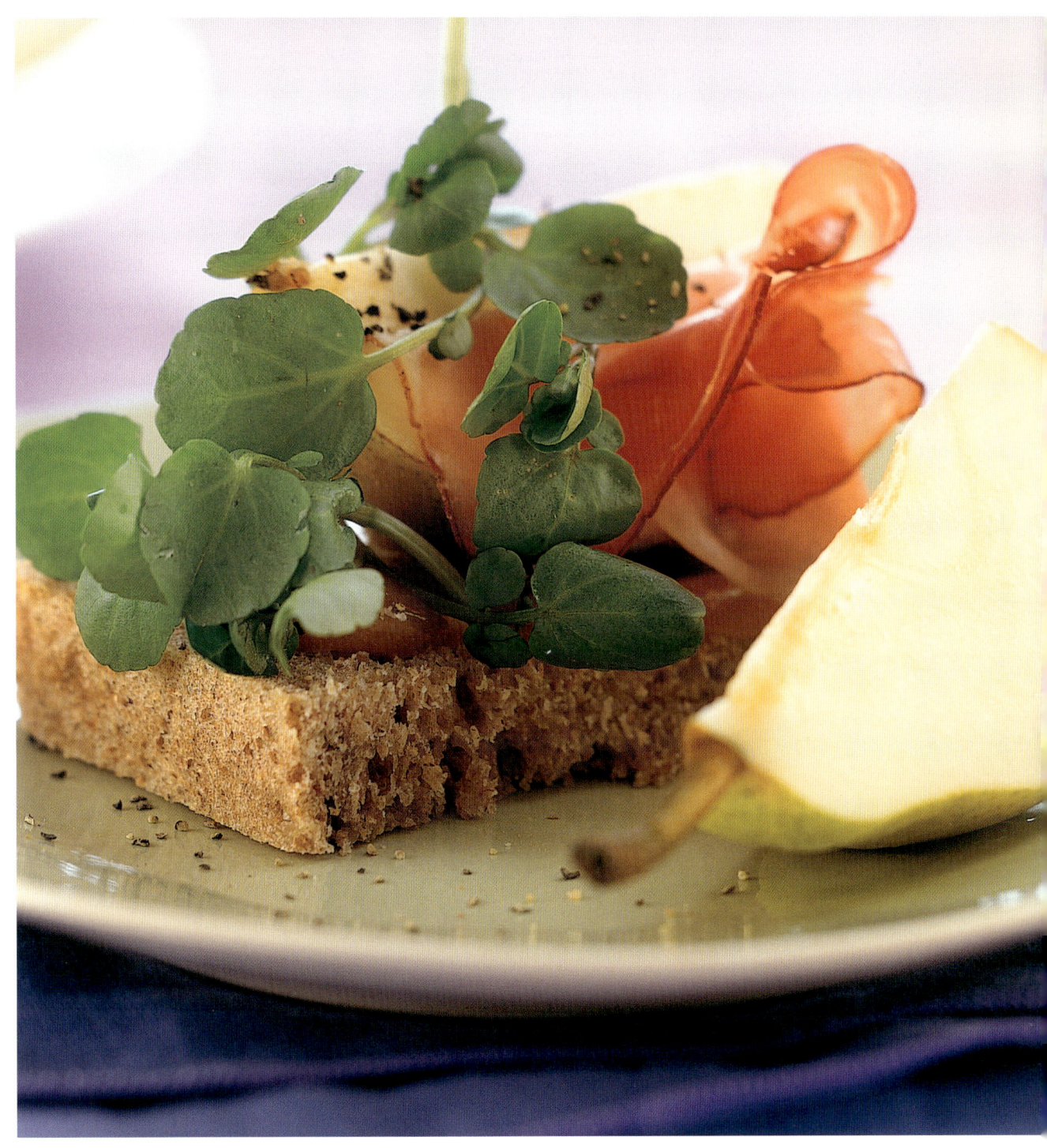

etiquetas con cuidado. Si ha tomado mucho azúcar un día, aumente su consumo de brécol en las siguientes comidas. Esta verdura contiene ácido alfalipoico, que contrarrestará parte del daño. También debe mantener bajo el consumo de grasa, haciendo que menos del 30 por ciento de sus calorías diarias procedan de la grasa, con menos del 10 por ciento procedente de grasas saturadas, como la mantequilla, los fritos, el chocolate y la carne grasa. También en este caso, pensar en un límite semanal hará que le resulte más fácil conseguirlo.

el papel del ejercicio

Esperamos que las seis semanas que ha pasado haciendo ejercicio la hayan convencido de sus beneficios. Si es así, siga con todo lo que hay en el programa y el combate contra la celulitis continuará. Sin embargo, puede que no opine así.

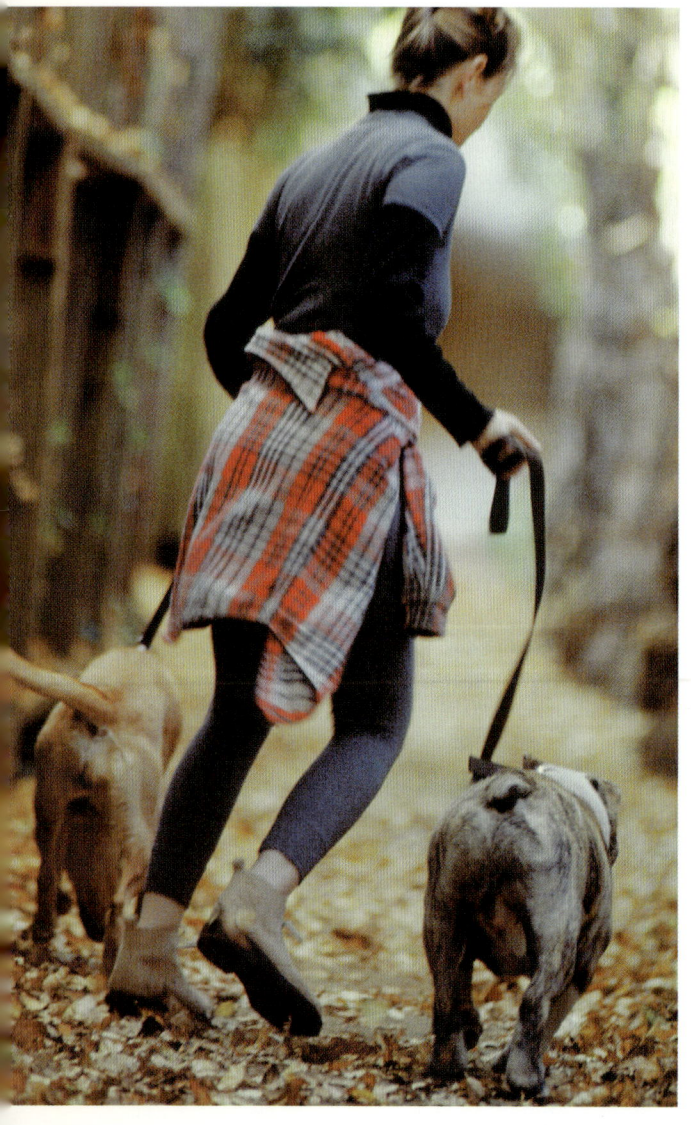

Si no está del todo segura respecto a todos los ejercicios, por lo menos, incorpore sesiones de 30 minutos de actividad (caminar, subir escaleras, trabajar en el jardín o bailar) y dos programas de tonificación a la semana, para mantener el nivel de circulación, masa muscular y consumo de calorías. Siga recordándose la postura correcta para hacer que los músculos abductores se mantengan firmes y la linfa fluya libremente.

LLAME AL CAMBIO

En cualquier caso, sea cual sea el nivel de ejercicio que decida hacer, alcanzará mejores resultados si cambia un poco el programa. El cuerpo se acostumbra a seis semanas de los mismos ejercicios, así que, aunque hasta ahora los resultados hayan sido constantes, podría encontrarse con que empiezan a ser más lentos si no cambia las cosas. Incorpore diferentes actividades a sus planes para quemar calorías o si le gusta lo que ya está haciendo, cambie las cosas añadiendo intervalos. Esto significa que cada 2-3 minutos de ejercicio, pase 30-90 segundos trabajando más rápido o más duro.

También tendrá que cambiar las cosas en el plan de tonificación. Para hacerlo, aumente los pesos que usa o, en lugar de hacer series de 12 repeticiones, use un cronómetro y haga todas las que pueda en un minuto y, en cada sesión, trate de superar esa cantidad. Cada seis semanas, vuelva a cambiar las cosas (puede volver al programa original o empezar algo diferente) y recuerde que cuanto más le exija a su cuerpo más tiempo le responderá.

cómo cuidar la piel

En la solución de la estética y la solución estimulante, vimos cómo puede ayudar a combatir la celulitis manteniendo la piel sana. Ahora que ha acabado el programa, puede abandonar los baños de hidroterapia y el masaje semanales, pero procure seguir con el cepillado y la hidratación diaria de la piel.

Si quiere impedir que haya más celulitis, lo más importante es intensificar el régimen de protección solar de la piel. El sol causa la destrucción masiva del colágeno y las fibras de elastina que sostienen la piel, haciendo que la septa se acorte y tense todavía más y, como consecuencia, incluso los limitados depósitos de grasa que le quedan son más susceptibles de hincharse y volverse granulosos. No obstante, un 80 por ciento de los estragos causados al exponer nuestra piel al sol, se producen antes de que cumplamos los 18 años; lo que sucede es que tardan entre 15 o 20 años en verse. Si empieza a aplicarse crema de protección solar hoy y sigue aplicándosela cada vez que exponga la piel al sol, corregirá parte del daño.

Según las investigaciones realizadas por la doctora Lorraine Kligman, de la Universidad de Pensilvania, si nos aplicamos crema de protección solar cada día, al cabo de solo diez semanas esta empieza a producir nuevo colágeno.

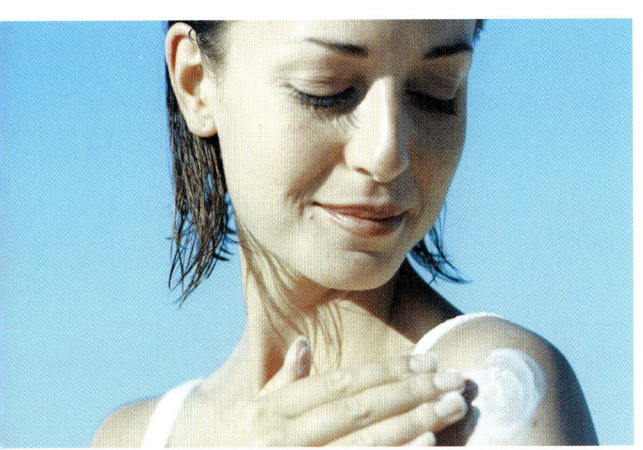

cómo usar la crema solar de forma eficaz

Las investigaciones han demostrado que la mayoría no usamos la protección solar de forma eficaz. Si quiere tener una vida libre de celulitis, siga estas cinco reglas:

1 Elija una protección solar con un FPS (factor de protección solar) de 15, como mínimo y asegúrese de que protege contra los rayos UVB y UVA.

2 Necesita un vaso pequeño, un chupito, de protección solar para cada brazo y cada pierna y una cucharada de té para la cara.

3 Aplíquesela antes de salir a la calle. La protección solar tarda entre 20-30 minutos en ser absorbida por la piel.

4 Vuelva a aplicársela cada 60-90 minutos o después de secarse con la toalla si está nadando. Las protecciones solares a prueba de agua resistirán el agua, pero no la acción de frotarse después del baño.

5 No permanezca al sol más tiempo de lo que permite su FPS. Si normalmente se quema en 10 minutos, usar un FPS 15 significa que podrá exponerse al sol durante 150 minutos.

vencer malas costumbres

Hemos hablado de algunas de las causas dietéticas de la celulitis y de cómo integrarlas sin peligro en su vida después de acabar el plan, pero aquí nos vamos a referir a los caprichos, a cosas como el alcohol, la cafeína y los cigarrillos.

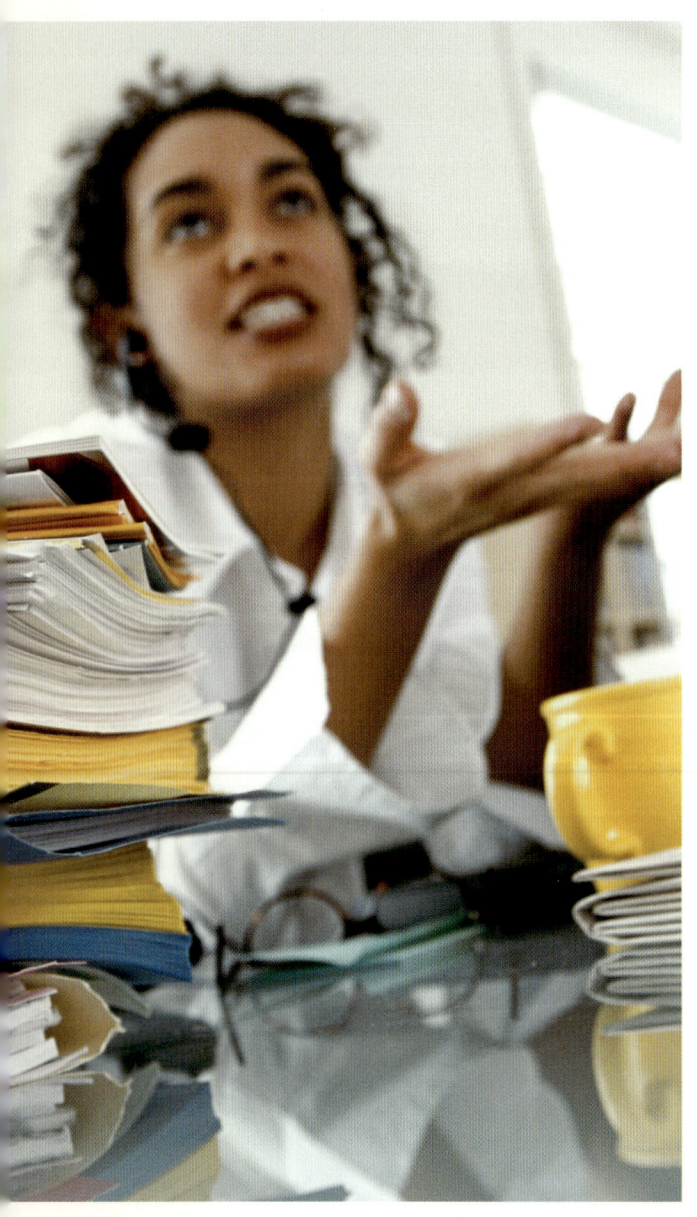

CAFEÍNA

Aunque el café no era una sustancia prohibida en la dieta, debería haber reducido su consumo a las 2-3 tazas recomendadas. Una vez vencida la celulitis, puede subir hasta 3-4 tazas al día. No se han descubierto problemas de salud con esas cantidades. No obstante, no supere esa cantidad; no solo es malo para la celulitis, además se han asociado las dosis altas de cafeína a un aumento de la presión sanguínea y a una disminución de la fertilidad (entre otros problemas de salud).

ALCOHOL

Una bebida alcohólica al día estaba permitida en la dieta y ahora que ha acabado incluso puede doblar esa cantidad y seguir estando dentro de lo que recomienda la Organización Mundial de la Salud para las mujeres. Pero, también en este caso, fíjese esa cantidad como límite superior; el alcohol aumenta el apetito y podría llevarla a comer más alimentos altos en grasas y azúcar. Asimismo, demasiado alcohol reduce la circulación y puede sobrecargar la linfa.

CIGARRILLOS

Hasta ahora no hemos hablado realmente de dejar de fumar para combatir la celulitis; es probable que sea una tarea de proporciones demasiado enormes para añadir al programa. No obstante, una vez que haya instaurado todos esos otros hábitos sanos y esté luchando contra el daño causado por los radicales libres en todos los demás terrenos, quizás haya llegado el momento de planteárselo. Es más que probable que fumar contribuya de forma significativa a la formación de la celulitis, así que dejarlo ayudará a evitar que vuelva. Para la mayoría de personas, el mejor medio de dejar de fumar es usar una terapia de sustitución de la nicotina; los índices de éxito son el doble, ya que la ausencia de síntomas de abstinencia hace que sea más fácil romper la adicción física.

No obstante, con frecuencia, el hábito de fumar es más difícil de abandonar que la adicción a la nicotina (que solo dura 48 horas). Puede ayudarse pensando en las situaciones en que fuma y tener preparadas tácticas de protección para contrarrestar la sensación que la impulsa a encender un pitillo. Hay varias muy buenas que puede probar.

si fuma cuando está en tensión
Inhalar aceite de lavanda es el medio más rápido de calmar su sistema. Entre otras tácticas está beber una infusión de manzanilla. Vea algunas otras a más largo plazo en el recuadro de esta misma página.

si fuma para pensar mejor
Pruebe a oler aceite de menta o beber té de menta. Los estudios realizados en la Universidad de Cincinnati han descubierto que esto ayuda a pensar con más claridad; de hecho, los participantes en la prueba consiguieron un 28 por ciento más en los tests de precisión que el grupo de control, que no inhaló aceite ni bebió infusión.

si fuma para tener algo que hacer
En este caso, resulta bastante sencillo; haga otra cosa: garabatee en un papel, juegue con el ordenador, juegue con pelotas antiestrés o haga cualquier cosa que le mantenga las manos ocupadas.

si fuma para tener más energía
Impedir las caídas de azúcar que pueden disparar el ansia de fumar la ayudarán en este caso. Procure comer poco y con frecuencia o tomar tentempiés de fruta, que subirán rápidamente su energía sin provocar una subsiguiente caída.

si fuma por costumbre
Si se da cuenta de que quiere fumar cuando está sentada en un sillón en particular o cuando ve un programa de televisión en concreto, pruebe a inhalar un poco de aceite de incienso. Se usa para romper amarras con el pasado. La madreselva, un remedio de flores de Bach, tiene efectos similares y vale la pena probarlo.

cómo controlar el estrés

El estrés puede llegar a causar la celulitis, porque estimula la directa acumulación de grasa. Por lo tanto, aprender a controlar el estrés puede ayudarla a controlar la celulitis. Muchas mujeres piensan que controlar el estrés es algo imposible, pero solo exige cuatro pasos.

descubra qué la impulsa
¿Se pone tensa porque siempre tiene que esperar que alguien acabe una parte de un trabajo para poder hacer el suyo? ¿Está en tensión porque nunca encuentra las llaves del coche y eso hace que llegue tarde? Piense en tantos impulsores como pueda y procure encontrar medios para reducir sus efectos (tal vez, fijar una fecha límite para su colega o poner un cuenco para llaves junto a la puerta de la calle).

solo diga «no»
Programe su día para no cargarse con demasiadas tareas en un tiempo demasiado corto y diga no a cualquier cosa que no pueda hacer; sea realista.

no sea una «doña angustias»
Muchas creamos estrés en nuestra cabeza preocupándonos por lo que pudiera suceder. No lo haga. Si algo la tiene en tensión, pregúntese qué es lo peor que podría pasar y luego pregúntese si es probable que suceda. Si lo es, pregúntese cuán malo es, realmente. Si es malo de verdad, pregúntese qué puede hacer al respecto y dé el primer paso.

mantenga bajo su nivel de excitación
El estrés es como un castillo de cartas; todo va bien durante un rato y entonces alguien hace caer toda la construcción. Si puede reducir los pequeños motivos de estrés (como el nivel de ruido en la oficina o el goteo del grifo que la vuelve loca cuando trabaja en casa), reducirá el efecto que los grandes motivos de estrés pueden tener en usted.

índice

aburrimiento 26, 82
aceite de pimienta negra 97
aceite
   de pomelo 97
   enebro 97
   semillas de uva 94
   lavanda 57, 125
   neroli 96
   geranio 96
aceites 93-97, 125
aceites base 94
aceites de ayuda a la dieta 95
aceites esenciales 56, 93-97, 125
aceites para combatir líquidos 95
ácido alfa lipoico 121
ácido linoleico conjugado (ALC) 100-101
acupresión 56
aductores 71
aeróbicos, ejercicios 62-7
aesculus hippocastanum 107
afirmaciones 115
agua
   beber 35, 120
   tratamientos 90-91
aguacate 30
   salsa de 50
   ensalada de pollo, mango y 45
aguas termales 85
ajo 102
ajoenes 102
ALC. *véase:* Ácido Linoleico Conjugado
alcohol 29, 57, 124
alimentos
   anticelulitis 30-33
   valores energéticos 27, 59
   favoritos 26
   fijación 26
   intolerancia 16, 29
   biológicos 31
   de restaurante 58-59
   prohibidos 28-29
   véase también objetivo 1: La dieta
alimentos 18, 23-59
   alimentos anticelulitis 30-33
   comer fuera 58-59
   vivir sin celulitis 120-121
   perder peso 24-27
   máximos beneficios 34-35
   recetas 42-55
   calorías recomendadas 25
   alimentos prohibidos 28-29
   plan de seis semanas 35-41
   ceñirse al plan 56-57
   alimentos favoritos 26
   alimentos prohibidos 28-29
alubias 30
   ensalada de alubias rojas 46
   ensalada de alubias blancas 43
amigos 83
aminofilina 106-7
anticelulitis
   cremas 106-107, 111
   alimentos 30-33
   vida 119-125
   aceites 96-97
antioxidantes 100, 120
antojos de comida 53
anzuelo 77
aromaterapia, La solución de la 93-97
arreglos rápidos 105
autobronceadores 107, 111
avena 30
aves de corral 33
   ensalada de pollo, aguacate y mango 45
   tagine de pollo, calabaza y boniato 52
   sofrito de pollo con arándanos y jengibre 53
azúcar 18, 28, 57, 120-121

Bach, remedios florales de 117, 125
baño de burbujas 106
baños 90-91, 94
baños de vapor 90
bayas 31, 53
beber 29, 35, 57, 120, 124
berenjenas, torres de 47
biológicos, alimentos 31
brazos 87, 89
brécol 32, 55, 121
bronceado
   autobronceador 107, 111
   perjuicios del sol 15, 123

café 28, 56, 124
   substitutos del 56
cafeína 28, 35, 56, 107, 124
calcio 101
calentamiento, ejercicios de 64, 68
calor, tratamientos de 90-91
calorías
   quemar 62-63
   consumo recomendado de 25, 120
caminar 63

carbohidratos 29
carbohidratos refinados 29
carne 33
   ternera y brécol con salsa de ostras 55
   tacos de ternera 53
carne de ternera 33
   y brécol con salsa de ostras 55
   tacos de 53
   ensalada de carne de ternera picante a la tailandesa 55
castaño de indias 107
cebollas 32
celulitis, causas de la 14-16
celulitis, etapas de desarrollo 13
centella asiática 100, 107
cepillos y cepillado de la piel 86-87
cereales 30
chile 102
ciclo de éxito-fracaso 116
cigarrillos 15, 124-5
ciprés, aceite de 96
circulación
   ejercicio, el 61
   estimulación, la 85, 90
cirugía 110
cirugía estética 110
cítricos 32
cobra 78
coffea cruda 56
colágeno 9-10, 13, 123
comer
   véase: La dieta
comida de restaurante 58-59
comidas 35-41
comilonas 120
complementos nutricionales 99-103
conexión cuerpo-mente 113
correr sin avanzar 64
cortisol 16, 114
cremas 106-107, 111
cuello 87
cuerpo
   imagen física del 116-117
   lociones corporales 106, 111
   Índice de Masa Corporal (IMC) 15
   masaje 89
cúrcuma 103
curries 51, 59
curry anglo-indio 51

deltoides, estiramiento de 66
descanso para almorzar 21
deshidratación 16, 106
diabetes 95

días de descanso 83
diente de león 99, 101
diferencias de género 9-10
dolencias 90, 95
dolores de cabeza 94
duchas 90-91

edad 14
efectos culturales 115
efectos secundarios 19, 56
ejercicios 18, 61-83
   ejercicios aeróbicos 62-67
   estimulación de la linfa 74-78
   consejos para motivarse 82-83
   posturales 79-81
   de tonificación 68-73
   plan semanal de 83
elastina 10
elevaciones 70, 72, 81
embarazo 33, 90, 95
emociones 26, 114-117
endermología 110-111
endorfinas 83
energía, valores de
   alimentos comunes 27
   comidas de restaurante 59
ensalada picante de ternera a la tailandesa 55
ensaladas
   de alubias 46
   de pollo, aguacate y mango 45
   ternera tailandés picante 55
   Niçoise 45
   de patata, apio y manzana 46
envoltura de gel 108
envolturas 108
epilepsia 95
escaramujo 103
esencias de flores australianas 117
espalda 81, 87, 89
espárragos 32
   guacamole de 43
   frittata de berros, setas y 46
especias 102-103
estar de pie correctamente 79
estética 105-111
estilo de vida 14-15, 18, 20, 119-125
estiramiento de muslos 65
estiramientos 65-67
estrés
   inhalaciones de aromaterapia 94
   causas de la celulitis 16, 114

control 57, 125
  comidas 26
estrógeno 16
evacuación intestinal 120
fatiga 26
fava 43
fibroblastos 13, 85
fijación de metas 82
fisioterapia 85-91
  tratamientos de calor y agua 90-91
  masaje 88-89
  cepillado de la piel 86-87
  plan semanal 91
flexión de la parte inferior de la espalda 81
flexiones 81
frittata de berros, setas y espárragos 46
fruta 30-32, 34-35, 120
frutas secas 32
frutos secos 30

ganar tiempo 21
gato, estiramientos de 76
gel terapéutico 108
geranio, aceite de 96
gimnema silvestre 57
ginkgo biloba 101
gotu kola 100, 107
  véase centella asiática
grasa
  «cajas» 9-10
  consumo en la dieta 18, 28, 121
  ceñirse al plan 57
grasas transgénicas 28
guacamole 43

hambre 26, 35
hambre psicológica 35
hedera helix 107
hereditario, aspecto 9
hidratantes, cremas 106-107
hidroterapia 26, 35
hidroterapia en casa 91
hiedra 107
hierbas y complementos herbales 99-103
hinojo 103
  aceite de 97
hombros 67, 72, 87
hora de acostarse 21
hormonas 16
hortalizas y legumbres 32, 34-35, 120
huevos 33
huevos Benedict 48

imagen física 116-117
IMC, *véase* Índice de Masa Corporal
incienso 125
índice metabólico basal 25, 120
inhalaciones 94
insulina 29

jengibre 53, 102

kebabs 50
kebabs de colores 50
kudzu 57

lácteos 33, 101
lectinas 29
leche 33
legumbres 30, 47
lentejas con setas y *gremolata* 47
levantamiento lateral con pesas 73
linfático, sistema
  ejercicios para estimular la linfa 61, 74-8
  drenaje linfático manual 88, 108
  mal funcionamiento 13
  fisioterapia 85
liposucción 110

madreselva 125
mala circulación 13
malos hábitos, combatir los 124-125
manzanilla, infusión de 125
mariposa 76
masaje abdominal 89
masaje de la parte inferior del abdomen 89
masajes
  objetivo 4: aromaterapia
  tratamientos en salón de belleza 108
  fisioterapia 85, 88-89
  ultrasonidos 111
  basada en agua 90-91
masajes
  ultrasonidos 111
  parte superior del cuerpo 89
  parte superior de las piernas 87
mejorana 103
menta 125
mentol 107
  gel 108
mesoterapia 110
metabólico. Índice 25,120
mezcla de aceites 95
miso. Sopa 44
morirse de hambre 24
motivación y motivadores 19, 82-83
muesli 42
muesli de albaricoque y semillas de calabaza 42
músculos 61, 80
músculos de la corva, estiramiento de los 65
músculos profundos 80
música 83

naranja, aceite de 97
neroli, aceite de 96
nicotina, terapia de sustitución 124-125
nuggets de lemoncillo y tofu 48
nutritivos. Complementos 99-103

objetivos
  aromaterapia 95
  belleza y estética 111
  alimentación 35-41
  ejercicio físico 83
  fisioterapia 91
  suplementos nutritivos 101

pachulí, aceite de 97
pantorrilla, ejercicios de 66, 70
parte inferior de las piernas 86
pastillas 99
patata, apio y manzana, ensalada de 46
pecho
  estiramiento de 67
  cepillado de la piel 87
pensamiento positivo 114-115
pensamientos 26, 114-117
pensamientos y emociones negativos 26, 114-117
peras 31
perejil 103
perjuicios del sol 15, 123
pescado 33, 51
pescado azul 33
peso
  exceso 15
  pérdida 20, 24-27, 90-91
  vigilancia 120
pesos, máquinas de 73
piel seca 106
piel
  cepillado de la 86-87
  aceites reafirmantes para la 95
  problemas de celulitis 9-10
piernas
  masaje 89
  cepillado de la piel 86-87
  vibraciones 75
pies 86
pimienta negra 102
piña 31
plan de comidas 35-41
plátanos 31
plato de fruta 42
pociones 99
pollo
  ensalada de pollo, aguacate y mango 45
  tagine de pollo, calabaza y boniato 52
  sofrito de pollo con arándanos y jengibre 53
postura, ejercicios para la 79-81
preocupación 125
proteínas, ración diaria de 35
proteoglicanos 10
puesta a punto mental 113-117

quesos 33

radicales libres 10, 120-121
rascacielos 77
ratatouille 43
recetas 42-55
rehidratación 106
relación menta-cuerpo 113-117
relaciones sociales 21

repollo, remolacha y manzana. *Sauté* de 50
respiración 57, 74
retención de líquidos 16, 74, 120
retinol 107
rhodiola 57
rodillos 111
romero 103
ronda de entrenamiento 62, 64
ropa 13
rusco (*Ruscus aculeatus*) 107

salados, alimentos 29, 120
salmón pochado con salsa caliente de albahaca 51
salsa de tomate fresco 43
salsas
  aguacate 50
  tomate fresco 43
saltar a la comba 64
saltar en forma de estrella 64
salvado 30
sandías 31
sangre, *véase* circulación
saturadas, grasas 28, 121
saunas 90
sedentarismo 108
sentadillas 69
sentadillas anchas 69
septa 9-10, 13
serotonina 114
sopa mexicana con aguacate 50
sopas
  zanahoria y salvia 44
  mexicana con salsa de aguacate 50
  miso 44
sprints 64
steps 64
subcutis 9
sushi de arroz 45

tabaco 15, 124-125
té verde 101
tensión, soltar la 80
testosterona 16
tijerillas 70
tonificación, ejercicios de 68-73
toxinas 8, 10, 15, 90
tratamientos de salón de belleza 108-111
tratamientos eléctricos 108-110
tríceps, ejercicios de 66, 72
trigo 29, 120

vainilla, aceite de 57
vegetales marinos 32
vendajes 108
viajes 21
vínculos genéticos 9

yoga y respiración 74

zanahoria
  y salvia, sopa de 44
  zanahoria, aceite de semillas y 44
zumo de fruta 42
zumos 42

agradecimientos

Editora de proyecto: **Nicola Hill**
Editora gráfica: **Rozelle Bentheim**
Edición: **Katy Denny**
Búsqueda de imágenes: **Christine Junemann**
Control de producción: **Manjit Sihra**
Diseño: **Martin Topping at 'ome design**
Fotografía: **Peter Pugh-Cook**
Asesoramiento: **Chrissie Gallagher Mundy**

Derechos de las imágenes
Alamy /Goodshoot 1, 118
Banana Stock 123
Getty Images /Werner Bokelberg 82 /Robert Bossi 112 /Simon Botttomley 62 /Peter Cade 6-7 /Ken Chernus 14 /Color Day Productions 12 /Chris Craymer 91 /James Darell 2-3 /Davies & Starr 106 /J.P. Fruchet 24 /Michelangelo Gratton 90 /Ray Kachaturian 11 /Rita Maas 30 abajo izq. /Amy Neunsinger 20 /Photomondo 21 /Stephanie Rausser 122 /Martin Riedl 19 /Marc Romanelli 124 /Spencer Rowell 58 /Steve Taylor 33 abajo izq. /Julie Toy 92 /Paul Viant 60 /Simon Wilkinson 116 /Roger Wright 114 /Angela Wyant 32 abajo dcha.
Octopus Publishing Group Limited 31 abajo izq., 38 centro izq. /Frank Adam 32 arriba dcha., 33 abajo dcha. /Stephen Conroy 26, 31 arriba dcha., 38 arriba izq. /Gareth Sambidge 104, 111 /Jeremy Hopley 10, 22, 33 arriba dcha., 121 /Ian Wallace 86, 110 /David Jordan 8, 31 centro izq., 36 centro izq., 103 arriba dcha., 103 abajo dcha., 103 abajo izq. /Sandra Lane 32 abajo izq., 102 arriba dcha. /Gary Latham 84 /William Lingwood 30 arriba dcha., 30 abajo izq., 32 arriba izq., 32 centro izq., 33 arriba izq., 40 abajo izq. /Neil Mersh 30 arriba izq., 46, 51, 55 /Diana Miller 40 centro izq., 44 /Sean Myers 33 centro izq., 53 abajo dcha., 103 centro dcha. /Peter Myers 4 /Peter Pugh-Cook 17, 65 izq., 65 dcha., 66 arriba izq., 66 arriba dcha., 66 abajo dcha., 66 abajo izq., 67 izq., 67 dcha., 68, 69 izq., 69 arriba dcha., 69 abajo dcha., 70 arriba izq., 70 arriba dcha., 70 abajo dcha., 70 abajo izq., 70 abajo, 71 arriba, 71 centro, 72 arriba izq., 72 arriba dcha., 72 abajo dcha., 72 abajo izq., 73 arriba izq., 73 arriba dcha., 73 abajo, 74, 75 arriba izq., 75 arriba dcha., 75 abajo dcha., 76 arriba izq., 76 arriba dcha., 76 abajo dcha., 76 abajo izq., 77 arriba centro, 77 arriba dcha., 77 abajo dcha., 77 abajo izq., 78 arriba, 78 centro, 78 abajo, 79, 80 arriba, 80 abajo, 81 arriba, 81 centro abajo, 81 centro arriba, 81 abajo, 86 dcha., 87 arriba izq., 87 arriba dcha., 87 abajo dcha., 87 abajo izq., 88, 89 arriba izq., 89 arriba dcha., 89 abajo dcha., 89 abajo izq., 94, 95 /William Reavell 5 centro abajo, 28 arriba izq., 28 abajo izq., 31 arriba izq., 32 centro dcha., 36 arriba izq., 40 arriba izq., 42, 48, 52, 96, 102 abajo dcha., 102 abajo izq., 103 arriba izq. /Gareth Sambidge 25, 34 /Simon Smith 9, 28 centro dcha., 29 arriba izq., 29 abajo izq. /Ian Wallace 29 arriba dcha., 29 abajo dcha., 31 abajo dcha., 36 abajo izq., 54, 57, 102 arriba izq. /Philip Webb 38 abajo izq., 53 arriba izq. /Jacqui Wornell 100 /George Wright 103 centro izq.
Imagestate 109
Photodisc 56, 98, 115